D1924046

Dr. med. Christoph Schenk

Loslassen

Stress bewältigen-
besser schlafen

Balance finden im Alltag

Wege zu entspanntem Bewusstsein und besserem Schlaf –

**Ein Wegweiser durch das Labyrinth unseres Gehirns
und der Entspannungstechniken**

Auflage 2006

Auflage 2006
copyright 2006 by Dr. med. Christoph Schenk
Verlag Schaltzentrale
Alle Rechte vorbehalten
Printed in Germany
ISBN 3-86611-179-7

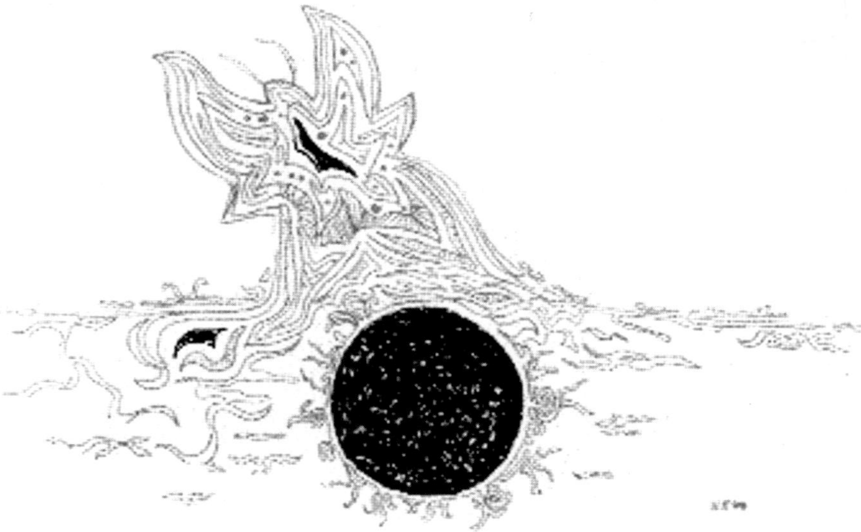

Inhaltsverzeichnis

Vorwort: Balance finden durch Entspannung - Wie und Warum? 7

Einleitung: Fühlen Sie in sich hinein! 9

Total entspannt sein: Motivation von innen heraus Psychosomatik vom Feinsten 12

Motivation leicht gemacht "just in time" - Manager 16

Fallstricke der Psychosomatik überwinden - unsere mentale Kompetenz (Gehirn) macht es möglich! 19

Unsere grauen Zellen: Wie funktionieren sie? 23

Gedächtnis wie ein Sieb? 26

Schaltzentrale Gehirn - Nutzen Sie Ihren wertvollen Besitz 30

Entspannung um jeden Preis? - Nein! Wahrnehmen was wirklich ist - für viele Menschen schwierig 33

Gehirn und Bewusstsein - was ist "Bewusstsein" und "Unterbewusstsein"? 36

Im Takt der inneren Uhr 38

Biologische Rhythmen - Wie funktionieren Sie? Wie lernen wir? 41

Bleibende Spuren im Gehirn - wie das Gedächtnis funktioniert 46

Besser Denken - sieben Schritte zum Erfolg 52

Mentaltraining für Hirn-User 54

Selbstcoaching 56

Ihr kreatives Potential verleiht Ihnen Flügel 61

Wo liegen Ihre Stärken und Schwächen? 64

Positive Psychosomatik: Wohlempfinden, Gesundheit und Leistungsfähigkeit 66

Biorhythmus bei Tag und bei Nacht - Taktgeber für Seele und Körper! Wirkung von Licht! 68

Testen Sie sich: Wie steht es mit der seelischen Ausgangslage? 73

Stress- des einen Freud, des anderen Leid Stress ist die Botschaft - Loslassen die Antwort 75

Typische Stressoren und Stressreaktionen auf psychosomatischer Ebene 78

Fragebogen zur Selbsteinschätzung 80

Schlaf dich Fit - Stressabbau durch Ruhe und Schlaf? 84

Schlafhygiene- ein erster Weg zur totalen Entspannung 86

Positive Träume lenken- warum es funktioniert 90

Test: Welche Sinne benutzen Sie in Ihrem Bewusstsein? 92

Test: Wie werde ich mit der Spannung fertig? 99

Praktischer Teil

Suggestive Übungen zur Entspannung 106

Atmung und Seele- der Schlüssel zu jeder Selbstentspannung 109

Die Muskelentspannung nach Jacobsen 112

Warum bei allen Entspannungsverfahren die Atmung so wichtig ist! 116

Biofeedback: Positives Bewusstsein ist trainierbar 119

Was spricht gegen Feedback - Feedforward 126

Autogenes Training- Was sagt die Wissenschaft dazu 129

Innere Balance und mehr Lebensqualität durch autogenes Training 133

Die Oberstufe des autogenen Trainings 142

Kreativität in der Entspannung nutzen, heißt frei sein können 146

Tai chi und mehr - Wege zum inneren “Flow” 148

Phantasiereisen helfen Loszulassen 154

Träume lenken lernen - Trancemethoden 157

Das neurolinguistische Programmieren - NLP! 160

Grundregeln für das luzide Träumen in der Nacht 171

Vier-Stufen-Training zum Erfolg 176

Schritte zur meditativen Entspannung 179

Atemübungen als meditative Entspannung und Körperwahrnehmung 183

Schlussgedanken 189

Loslassen - Stress bewältigen!

Vorwort: Balance finden durch Entspannung! Wie und Warum?

"Stress im Alltag! Stress mit dem Schlaf! Keine Entspannung in Sicht!" Immer wieder höre ich diese Sätze in der Praxis, die ich seit 20 Jahren als Neurologe leite, von meinen Patienten.
Neben einem Schlaflabor für Diagnostik und Therapie aller Schlafstörungen (auch Schnarchern kann geholfen werden) finden bei uns seit Jahrzehnten "Entspannungskurse" statt.

Balance finden im Alltag durch Entspannung kann eine Harmonie am Tage herstellen und eine wohltuende Nachtruhe gewährleisten. Es gibt viele Anregungen zu diesem Thema, aber wenig darüber, wie es mit den Zusammenhängen steht.
Da das menschliche Gehirn für mich nach Jahren der Auseinandersetzung mit Speicherprozessen, Konzentrations- und Merkfähigkeitsfunktionen sowie Filterprozessen nach wie vor eine spannende Herausforderung darstellt, möchte ich in diesem Buch meinen "Point of view" darstellen. Es ist also eine Gebrauchsanleitung für das Gehirn nach neuen Sichtweisen. Ich möchte Sie dazu anregen und motivieren über eigene Seele-Körper Zusammenhänge nachzudenken.

Dutzende Techniken und Verfahren werden heute angepriesen, wobei ich immer wieder feststelle, dass sich alle auf einen gemeinsamen Nenner bringen lassen: Wir müssen uns lediglich täglich ein klein wenig Zeit zum Abschalten gönnen, um Geist und Körper neu beleben zu können. Eine kleine persönliche Oase schaffen, ein Weg zur Balance, der nicht für alle Menschen gleich sein kann, ist das Ziel. Allerdings gilt für uns auch die vielerorts gemachte Erfahrung, dass wir oft unnütze Energie verschenken, weil wir sie falsch einsetzen und verschenken. Wir regen uns über Kleinigkeiten auf, wir strengen uns an, anderen zu gefallen, wir versuchen unsere Arbeit 150%ig zu erledigen, und dabei bleibt unsere Seele auf der Strecke. Viele Menschen stellen dann mitten im Leben fest (Midlife crisis), dass sie irgendetwas verpasst haben. Gemeinsames Ziel sollte sein: Energie tanken - sich wohlfühlen, Kreativität und Harmonie nutzen. "Carpe diem" (Pflücke den Tag) meldet sich mein Handy beim Einschalten - warum versuchen Sie als Leser meiner Zeilen nicht auch etwas aus dem stressigen Alltag und der Nacht zu machen?
Lassen Sie sich überraschen, es ist einfacher, als Sie sich vorstellen.

Dr. med. Christoph Schenk
im Frühjahr 2006

Loslassen - Stress bewältigen!

Einleitung: Fühlen Sie in sich hinein!

Sie haben wirklich keine Leiche im Keller? Dann fühlen Sie sich den ganzen Tag wohl und gesund?
Schlafen Sie wirklich immer gut?
Sind Sie ständig fit und vital?
Selbsthilfe und Denkanstöße für einen medizinisch optimalen Tag- und Nachtrhythmus und ein persönliches Wellness-Ritual helfen den Seele - Körper - Balanceakt in den Griff zu bekommen.
In viel zu vielen Lebenssituationen sind wir rat- und tatenlos, weil wir uns nur einen Zugriff auf einen Bruchteil der persönlichen Ressourcen erlauben. Wir können aber wieder lernen, unsere eigenen Ressourcen zu nutzen.

Warum nutzen wir nicht einfach die Freiräume von Gehirn und Geist, um "Balance Understatement" mit sich selbst einzugehen. Veränderungskompetenz ist das Zauberwort, um Ressourcen zu wecken, die kreative Potentiale freisetzen können!

Übrigens: Spaß und ein waches Bewusstsein zur Selbstregulation gehören dazu!
Botschaften des Gehirns: Seele - Körper - Rhythmen für Tag und Nacht!

Die Ausführungen sollen Denkanstöße der stillen Art sein! Das Buch fokussiert auf innere Werte, statt auf die Ausrichtung zu einer noch besseren Optimierung, die vielerorts fälschlicherweise gefordert wird. Unser Gehirn ist unser einzigartiger Livetime-Partner.

Unsere "Zentrale Computereinheit" benötigt dazu auch tatsächlich etwas Benzin in Form von innerer Pflege. Ein positives Lernfeld ist dabei der Hauptbestandteil bei persönlichen Entwicklungsprozessen.

Ein Weg zu diesem Ziel ist der Inhalt meines Buches:
Veränderungsrhythmus finden in Eigenverantwortung.

Kreative Visionen, die wir uns selbst geben können dienen der Motivation. Nur so haben wir Zugriff auf Veränderungen im Leben. Die Grundvoraussetzung dafür ist auch die Kenntnis der eigenen und allgemeinen Lebensrhythmen. Trance und andere entspannte Bewusstseinszustände des Gehirns spielen bei allen Lebensphasen eine entscheidende Rolle, da sie das Klima schaffen, um eigene Schranken und Filter des Bewusstseins zu erkunden und überhaupt erst einmal kennen zu lernen. Der rote Faden meines Buches ist daher die Botschaft die verschiedenen Zustände von Tag und Nacht und deren Beeinflussungen kennen zu lernen. Die Nutzung müssen Sie dann selbst übernehmen. Die Psychosomatik des "Menschseins" ist aus medizinischer Sicht eine positive Basis um frei und locker über die eigenen Veränderungen reflektieren zu können. Wenn Max Frisch einmal ausführte: "Mach Dir kein Bild über den Partner" appellierte er dabei eigentlich an die Emotionen, die aus uns selbst und nie an anderen Menschen festgemacht werden sollen. (Liebe macht frei!). Auf das Ihnen vorliegende Buch bezogen soll der Leser dazu geführt werden, die eigenen Ressourcen wieder freizulegen und nutzbar zu machen. Also folgen Sie mir jetzt in das spannende Reich des Gehirns mit all seinen Fassetten gemäß dem Motto "die Zukunft passiert jetzt".

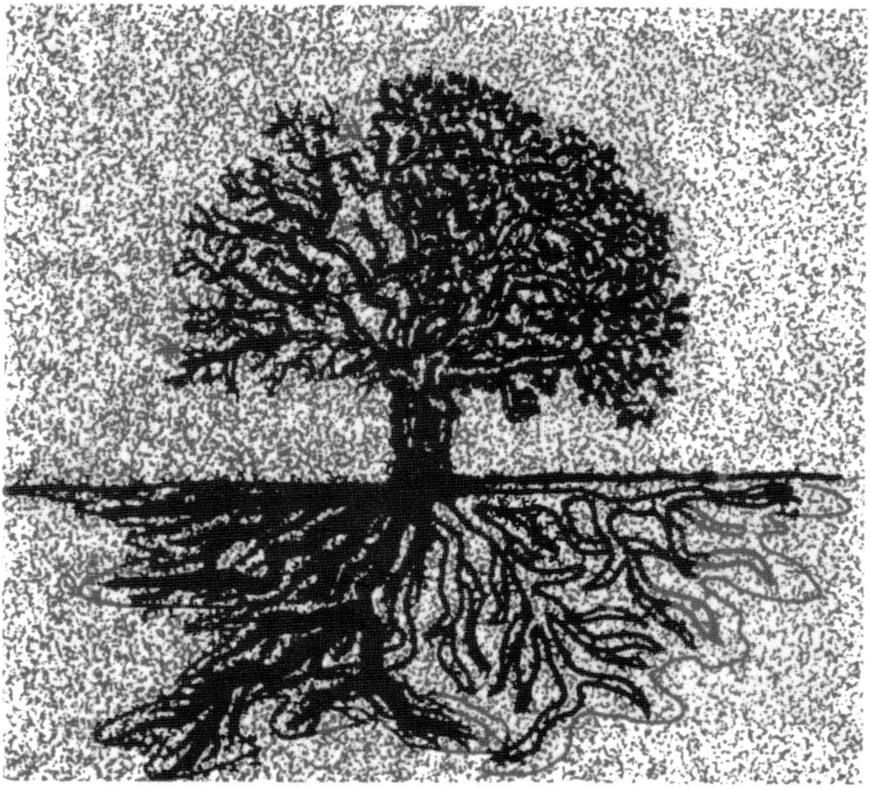

Grafik: Christoph Schenk

Total entspannt sein

- Motivation von innen heraus -

Psychosomatik vom Feinsten

Wohlspannung fühlt sich für jeden Menschen anders an!

Wer seine eigenen Erfolgsstrategien und die Kreativität durch bewusstes Entspannen steigern möchte oder einfach lernen möchte, sich wohl zu fühlen, kann durch dieses Anleitungsbuch sowohl etwas über die Hintergründe psychosomatischer bewusster und unbewusster Vorgänge erfahren als auch etwas über die Techniken der Entspannung selbst lernen. Zur persönlichen Zufriedenheit kann Ihnen jedoch niemand anderer verhelfen als Sie selbst. Sie sollten sich selbst motivieren können. Dabei wird es in meinen Ausführungen um das Kennenlernen der eigenen biologischen Uhr und ihrer Rhythmen gehen sowie um Seele-Körper-Zusammenhänge, die in der Schaltzen-trale Ihres Gehirns entstehen und umgesetzt werden. Sie werden bemerken, dass mein Anliegen in diesem Buch nicht ist, ein Buch über Entspannungstechniken zu schreiben, sondern es wird Ihnen klar werden, welche Zusammenhänge die Verarbeitungsmechanismen unseres Gehirns von Stressreizen mit unserem täglichen Leben haben. Vor allem auch, an welchen Stellen wir dabei positiv eingreifen können. Die Grundformen jeder psychosomatischen Entspannung sind ähnlich. Weder eine rein medizinische Sichtweise noch eine psychotherapeutische Betrachtungsweise sind allein richtig.

Die traditionellen und gut erprobten erfolgreichen Verfahren möchte ich ganzheitlich aus der Sicht eines Fachmannes für den Anwender darstellen. Mein Anspruch ist, eine Synthese aller bekannten Entspannungsformen zu finden. Dabei möchte ich mich jedoch auf die Kernaussagen und Ursprünge der jeweiligen Verfahren beschränken, um somit Ihnen selbst die Entscheidung zu überlassen, auf welche Art und Weise Sie das innere Gleichgewicht erlangen.

Berücksichtigt werden Elemente, die den Weg dahin erleichtern, beispielsweise die testpsychologischen Hilfestellungen (anhand der Selbst-Einschätzungstests) sowie die Einbeziehung neurolinguistischer Vorgehensweisen. Da ich selbst schlafmedizinisch und neurophysiologisch ausgerichteter Arzt bin, gleichzeitig viele Jahre in der Einzel-, Paar- und Familientherapie tätig war, habe ich eines immer wieder festgestellt: Zu große innere Anspannung mit all den sensiblen seelisch-körperlichen Auswirkungen verwehrt den Blick auf das eigentliche Problem, das es zu lösen gilt. Betriebsblindheit ist der größte Hemmschuh bei Stressphänomenen: wir verlieren den Überblick, schauen an Lösungen vorbei. Daher steht am Anfang jeder Änderung die Motivation, die wir bei uns selbst hinterfragen sollten. Wo sind meine eigenen Pforten und Hinweise für Seele - und Körpersignale?

Ein bisschen Leidensdruck und die Erkenntnis, etwas für sich tun zu müssen, sollten Sie also schon haben. Es ist sogar der Motor für unser Verhalten, auch um eine Entspannungsform zu erlernen. Sich wohl fühlen wollen und zufrieden sein, sind ganz normale Wünsche, die jeden Menschen ein Leben lang begleiten. Ebenso begleiten uns allerdings die Gegensätze dazu, nämlich Aufregung und Anspannung, auf unserem Lebensweg. Muss das so sein? Nahezu täglich schwingen wir zwischen diesen gegensätzlichen Polen von Anspannung und Entspannung. Alle Lebewesen, gleich welcher Art oder Alters, scheinen sich an diesen Gegensätzen auszurichten. Übrigens: Sich richtig Wohlzufühlen in totaler Entspannung ist für uns erst dann richtig angenehm, wenn wir vorher das Gegenteil (Stress, Anstrengungen) erlebt haben! Aus persönlicher Sicht glaube ich auch, dass der Trieb zum positiven Denken und Handeln bei allen Menschen grundsätzlich vorhanden ist, nur bei seelisch-körperlichen Erkrankungen scheint er gemindert zu sein und uns depressiv zu machen. Hieraus ergibt sich natürlich die Notwendigkeit, die Balance, das seelisch- körperliche Wohlfühlen wieder herzustellen. Somit bedeutet "total entspannt" zu sein nicht eine völlige allgemeine Passivität, keine allgemeine Gleichgültigkeit, sondern eher ein neugieriges "nach innen gewandt sein". Als Leiter habe ich über viele Jahre bei Entspannungskursen immer wieder festgestellt, dass ein gewisses Maß an Angespanntsein bzw. Vorgespannt sein sehr positiv wirken kann, nämlich motivierend und aktivierend.

Neues kann im Gehirn nur entstehen,
wenn Altes die Energie hergibt.

Allerdings muss die Grenze zum ungesunden Stress klar von uns erkannt werden. Somit ist ein weiterer zukünftiger Schwerpunkt für Sie, individuelle Stressfaktoren und deren Ursachen überhaupt zu erkennen. Unsere Wahrnehmung sollte geschärft werden. Eine solche "innere Aufmerksamkeit" ist lernbar. Es reicht eben nicht allein aus, das nervöse Magengeschwür als Symptom zu behandeln, sondern es ist die Frage, wo die Ursachen immer wieder gestörter Magen-Darm-Funktionen liegen! Vielleicht da, wo Sie immer wieder Stress und Anspannung heruntergeschluckt haben? Auch ein gesunder und erholsamer Schlaf ist zur Regeneration erforderlich. Ein kleiner, aber sehr wichtiger Aspekt sei mir als Schlafmediziner erlaubt anzusprechen:

Nur wer gesund schläft,
kann auch am Tage fit sein!

Hier wird von vielen Menschen Schindluder getrieben: Wie sonst ist es zu erklären, dass 30% aller Menschen mindestens einmal im Leben unter behandlungsbedürftigen Schlafstörungen leiden! Auch aus diesem Grund ist zur Optimierung der Stressbewältigung, aber auch zum Erlernen von Entspannungstechniken eine Verbesserung der Schlafqualität erforderlich. Deshalb liegt auch ein Schwerpunkt auf der Optimierung des Schlafes, Wirkungen von Phantasiereisen und Bewusstsein und Traum. "Total entspannt bei Tag und Nacht" heißt eben: optimale Wohlspannung herauszufinden am richtigen Ort, zur richtigen Zeit und mit den richtigen Mitteln.

Das kann schon das tägliche kurze Entspannen vor dem Einschlafen oder in der Mittagspause sein. Einige Motivationsgesetze, die für uns alle gelten, stelle ich Ihnen nun vor.

"Menschen, die nur aus der Vergangenheit leben,
verlieren den Blick für die Zukunft!"

Motivation leicht gemacht -

"just in time" - Manager

Da Fitness für die Seele immer an die Gesetzmäßigkeiten der Eigenmotivation gebunden ist, gebe ich Ihnen nun einige nachdenkenswerte Impulse. Machen Sie sich bitte die Mühe, die folgenden Statements langsam zu lesen und zu überprüfen:

1. Gestalten Sie die Zukunft immer aktiv - sie hat gerade in diesem Augenblick begonnen.
2. Die Spur zu den eigenen Ressourcen gewinnen Sie immer über Erfahrungskompetenz (=Fähigkeiten, Erfahrungen richtig für sich zu deuten!).
3. Entdecken Sie Neues, lassen Sie nichts zur Routine werden oder überprüfen Sie einfach mal scheinbar Alltägliches aus einer anderen Sichtweise.
4. Nur spielerisches und lockeres Lernen am Erfolg führt zu bleibender Kompetenz und Motivation (getreu dem Motto: "simplify your life")
5. Befreien Sie sich von den Fallgruben eigener Unachtsamkeit, Unkonzentriertheit und psychosomatischer Hindernisse. Dann können Sie positive Schlüsselerlebnisse eines Tages durch mehrmaliges gedankliches Abrufen der jeweiligen Situation wieder herbeiholen.
6. Bedenken Sie bei den genannten Motivationshilfen, dass bewusste und unterbewusste Speichermöglichkeiten bestehen. Vieles am Tagesablauf wird uns hinterher erst bewusst - machen Sie es das nächste Mal (gar nicht so leicht) nicht wieder falsch!

7. Vermeiden Sie inkonsequente Handlungen oder ambivalente gefühlsmäßige Situationen. Sie wirken eher demotivierend. Reife konsequente Entscheidungen sind besser als gar keine.
8. Denken Sie in Bildern (innere Bilder vertiefen durch Wiederholungen positive Gedanken).
9. Ihr Unterbewusstsein kann lernen und reichert Bruchstücke des Bewusstseins an mit Tönen und anderen Sinneseindrücken. Nutzen Sie also Ihre Sinne (Sehen, Hören, Riechen, Fühlen, Schmecken; achten Sie auf Klangeindrücke, auf Farben usw., die Sie positiv erleben können). Ihr Unterbewusstsein vergleicht dauernd neue Informationen mit bereits gespeicherten Inhalten. Nutzen Sie dies, indem Sie täglich, zumindest vor dem Einschlafen, positive Tagessituationen noch einmal überdenken und auf sich einwirken lassen.

Die kleinsten Dinge können innerlich stärken -
wenn wir sie wahrnehmen!

Sie sehen also, dass die Eigenmotivation immer über die Wahrnehmung und über Lernprozesse gesteuert wird, so dass Sie letztendlich ein Selbstcoaching über Ihre Sinnesorgane durchführen können. Vergessen Sie bei all diesen Gesetzmäßigkeiten nicht die Tatsache, dass Lernen da am erfolgreichsten ist, wo Sie Spaß daran haben. Oder haben Sie in der Schule gerne etwas gelernt, was überhaupt keinen Spaß gemacht hat? Auch bei der Reflexion eigener Möglichkeiten sollten Sie nicht etwa falsche Strukturen und Gewohnheiten durch neue, zwanghafte Möglichkeiten ersetzen, sondern Sie sollten mit Freude Änderungsmöglichkeiten überdenken können.

Ein faszinierender Satz von Karl Jaspers hat mich diesbezüglich am meisten zum Nachdenken gebracht:

"Der Mensch ist immer mehr, als er von sich weiß."

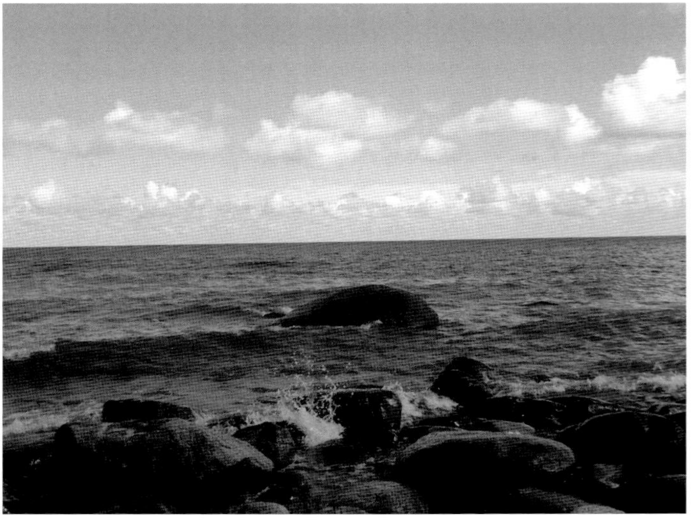

Fallstricke der Psychosomatik überwinden -

unsere mentale Kompetenz (Gehirn)

macht es möglich!

"Denk nicht an einen Hund." Natürlich dachten Sie beim Lesen dieser Worte an einen Hund, statt nicht daran zu denken. Ihr Geist hat automatisch beim Lesen dieser Worte ein Bild mit den Verknüpfungen "Hund" im Gehirn gezeichnet. Erinnerungen oder Assoziationen sind automatisch aus der Datenbank Ihrer Hirnzellen abgerufen worden. Bevor Sie eine Entscheidung treffen konnten, ob Sie überhaupt daran denken wollen, ist es passiert! Die Neurowissenschaft hat in den letzten Jahren diesbezüglich sehr viel über den Sitz und die Entstehung von Sehen, Hören und Fühlen herausbekommen. Unser Geist, zusammengesetzt aus Denken und Fühlen, hat auch eine materielle stoffliche Anordnung, nämlich in Form unseres Gehirns. Unsere grauen Zellen sind glücklicherweise größtenteils automatisiert. Nicht an einer oder mehreren Hirnzellen können Wahrnehmungen und Bewusstseinsprozesse "festgemacht" oder erklärt werden, sondern an dem Zusammenspiel vieler biochemischer und elektrischer Impulse. Dennoch sind es letztendlich nicht die einfachen Zeitabläufe und das Miteinander, die Bewusstsein ausmachen, denn der gesunde Menschenverstand lässt folgende Schlüsse zu:

- Dinge und Materie haben keinen Geist und auch kein Bewusstsein.
- Menschen besitzen Geist und Bewusstsein.
  Tiere können sich so verhalten, als ob sie Geist hätten.

Der Stoff, aus dem der Geist zusammengesetzt ist, kann heutzutage durch die Neurophysiologie einigermaßen dargestellt werden. Dabei unterscheidet sich die Struktur unseres Gehirns keineswegs von den gewöhnlichen Stoffen in der Natur. Sie bestehen aus den chemischen Elementen Kohlenstoff, Wasserstoff, Sauerstoff, Stickstoff, Schwefel, Phosphor und Spuren von Metallen. Diese Elemente bilden die Bestandteile von komplizierten Molekülen, die wiederum in den Zellen von Lebewesen deren komplizierte Struktur ergeben. Eine Nervenzelle ist dabei eine von etwa 200 Zelltypen, die wir bei Menschen kennen. Eine Nervenzelle, ein Neuron, ist dabei Teil eines Netzwerkes, das einerseits wie Klingeldrähte durch unseren Körper läuft, andererseits im Gehirn sämtliche chemische und elektrische Reize umsetzt und bewusst erleben lässt. Eine Wahrnehmung ist also ein Stück unseren Bewusstseins, das in unserem Gehirn von vielen Milliarden Gehirnzellen zusammengesetzt wird und gespeichert werden kann. Bestimmte Gehirnbereiche und ihre Verbindung untereinander zeigen auch auf, dass es spezifische Hirngebiete gibt, in denen am ehesten der "Geist", also unser Bewusstsein zu finden ist, (Beispielsweise im limbischen System, in dem viele biologische Rhythmen ihren Ursprung haben und gleichzeitig auch Gefühlserlebnisse wahrgenommen werden). Es ist jedoch nie der Fall, dass ein und dieselben Hirngruppe spezifisch für eine Aufgabe vorhanden ist. Dennoch konnte man durch das Studium von bestimmten Hirnerkrankungen, beispielsweise Tumore und Schlaganfälle, bestimmten Bezirken die wesentlichen Hirnfunktionen zuordnen. So ist in der Großhirnrinde die Sprache, das Denken, komplizierte Bewegungsmuster, Musikempfinden usw. vorhanden. Reizt man also in akustischen Regionen des Gehirns elektrisch diese Hirnzellen, empfindet der Mensch beispielsweise einen Ton. Reizt man andere Zellgebiete in der anderen motorischen Rinde, kommt es zu Bewegungen von bestimmten Körperteilen. Etwa zehn Milliarden Zellen in der Großhirnrinde sind für solche, häufig auch automatisch ablaufende Bewegungsprozesse und Hirnfunktionen zuständig. Jede Nervenzelle steht im Einzelnen über so genannte Synapsen mit anderen Nervenzellen in Verbindung. In der Großhirnrinde sind es nach neueren Forschungsergebnissen nahezu 1.000.000.000.000.000 Verbindungen (also 1 Billiarde Nervenverbindungen). Damit Sie davon eine Vorstellung haben: Etwa eine Milliarde solcher Verbindungen findet man in der Gehirnmasse von der Größe eines Streichholzkopfes. Nahezu unvorstellbar viele Verbindungen sind also möglich, was sicher auch in den nächsten Jahren durch Computer oder sonstige technische Möglichkeiten kaum nachzuvollziehen ist.

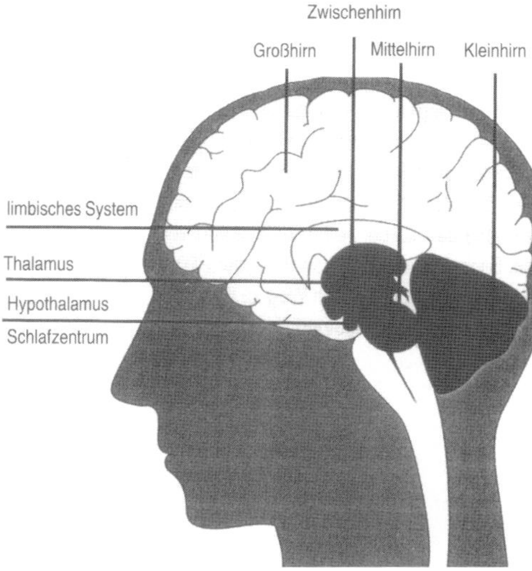

Längsschnitt durch ein menschliches Gehirn (schematische Darstellung). Auch wenn die einzelnen Zentren des Gehirns gegeneinander abgegrenzt sind, sind die doch miteinander verbunden, arbeiten zusammen und beeinflussen sich gegenseitig.

KOGNITIVE VERARBEITUNG IN UNSEREM GEHIRN

WAHRNEHMUNG → DENKEN → LERNEN

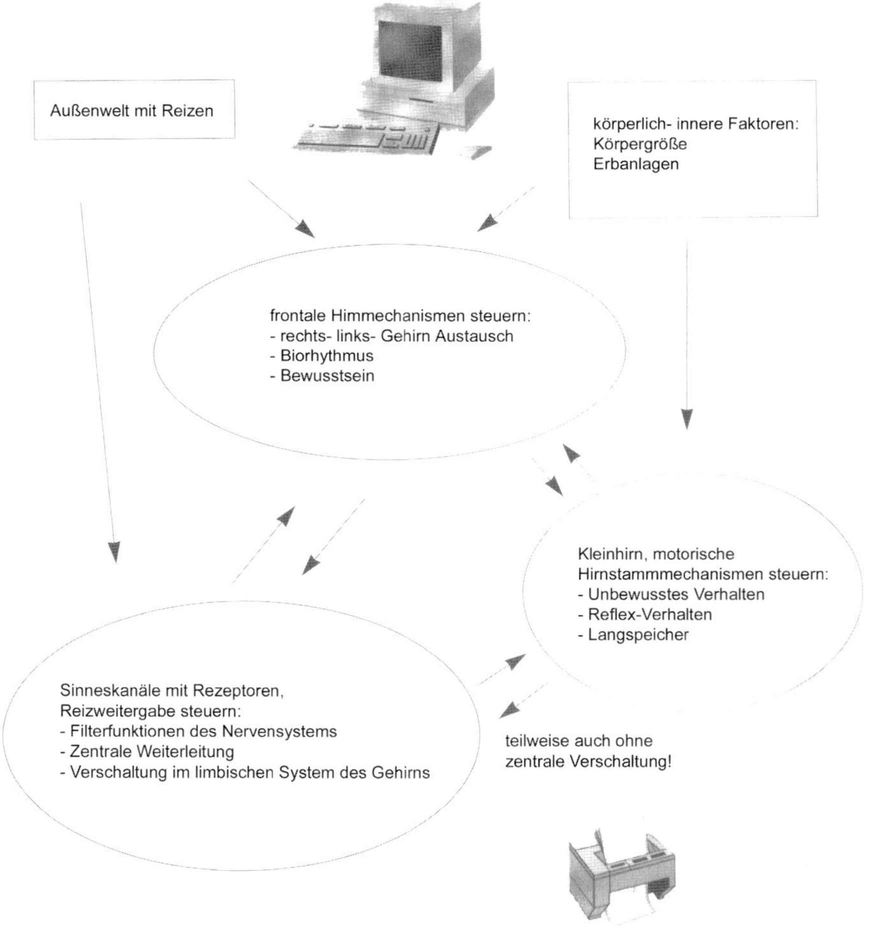

Unsere grauen Zellen:

Wie funktionieren sie?

Unsere grauen Zellen im Gehirn leiten - wie schon erwähnt - sämtliche Reize in Form von elektrischen und chemischen Signalen weiter. Jeder Gedanke ist also auch biochemisch erklärbar. Im Inneren jeder einzelnen Zelle findet in den so genannten Axonen ein stetiger Stofftransport statt. Er sorgt dafür, dass die Neurotransmitter, die im Zellkörper gebildet werden, über den so genannten synaptischen Spalt weitergegeben werden. Erreicht ein Nervensignal als elektrischer Impuls diese synaptischen Endungen, schütten sie beispielsweise bestimmte Moleküle in den Spalt aus und bilden wiederum einen Reiz für die nächste Zelle. Dabei benötigen diese Übertragungsmoleküle nur einen Bruchteil einer tausendstel Sekunde.

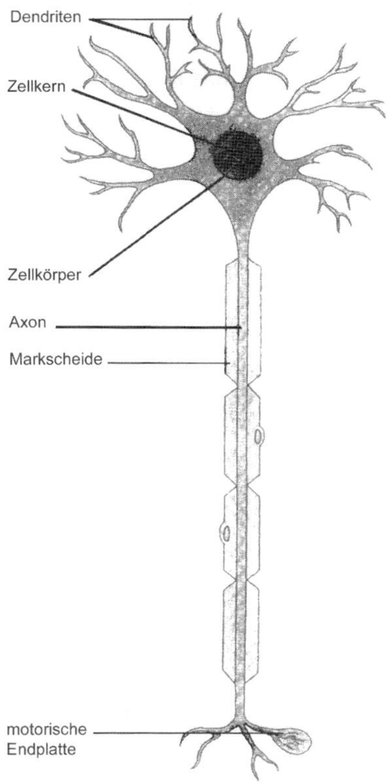

Materie und Geist: ein Neuron mit Zellkörper und Axonen. Wenn die Spannung einen bestimmten Schwellwert übersteigt, wird am Anfang des Axons ein Impuls ausgelöst. Am Axonende führt der Impuls zu einem Eintritt von Kalzium, der Neurontransmitter-Vorräte in den synaptischen Spalt freisetzt.

Manche Moleküle hemmen dabei die Signalweiterleitung, andere modellieren jedoch bestimmte Vorgänge umso stärker. Im Zellkörper und im Axon wird das Signal also elektrisch weitergeleitet, in der Synapse kommt es zur chemischen Umwandlung in eine oder mehrere Neurotransmitter, die dann in der nachgeschalteten Zelle erneut ein elektrisches Phänomen auslösen und die Informationen weiterleiten!

Wenn also durch Informationsübermittlung der einzelnen Nervenzellen untereinander eine situative Wahrnehmung und die Bewusstwerdung möglich ist, so wird es noch viel spannender, sich zu überlegen, wie solche Informationen gespeichert werden können. Hier hat man herausgefunden, dass sich die Synapsen untereinander je nach Nutzungsgrad sich ideale Wege bahnen. Der wiederholte Lernvorgang, z.B. dass wir auf einem Bein hüpfen können, ist also in Wirklichkeit ein hoch komplizierter Lernvorgang für bestimmte Hirnzellengruppen. Immer wieder wird die gleiche Bewegungsabfolge trainiert (beispielsweise jeden Tag mehrmals). Dabei kommt es zur Ausbildung und zur Verfestigung der immer gleichen synaptischen Verbindungen in bestimmten Hirnarealen. Haben wir diesen Vorgang etwa 20 - 30 mal wiederholt, ist der gesamte Ablauf hierdurch gespeichert, es haben sich ideale synaptische Verbindungen ergeben und wir können auch nach einer Pause diesen Lernvorgang erneut abrufen. Da unser Gehirn jedoch sehr früh in unserem Leben mit sehr vielen Lernvorgängen zugestopft werden würde, sind auch Löschvorgänge möglich. Auch dies kennen wir aus dem allgemeinen Leben, denn schließlich können wir uns nur dann an bestimmte Dinge besonders gut erinnern, wenn sie häufiger passiert sind, wir also häufiger diese Funktionen im Gehirn abgerufen haben. Bestimmte Dinge können durch dauerndes Wiederholen jedoch fast automatisch und unbewusst abgerufen werden, zum Beispiel das Fahrradfahren lernen oder Ähnliches. Die eben beschriebenen Lernvorgänge gelten in gleicher Weise für geistige Prozesse, also für unser Gedächtnis und die Interpretationen von Erfahrungen. Dies ist dann auch die Brücke zu unserem Bewusstsein. Voltaire sagt hierzu: "Was ist ein Gedanke?" - Es ist ein Bild, dass sich mein Gehirn malt." Die Zuordnung der hauptsächlichen Eigenschaften der rechten und linken Hirnhälften zeigt die Grafik!

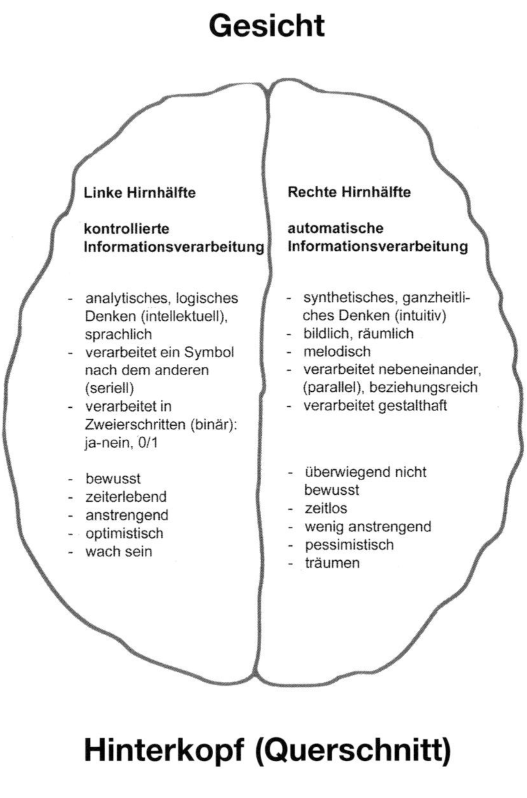

Gedächtnis wie ein Sieb ?

Der Schlaf, Traum und Gedächtniszusammenhänge sind voneinander abhängig. Über viele Jahrzehnte hat man versucht die Orte im Gehirn zu lokalisieren, die mit dem Gedächtnis am ehesten in Einklang gebracht werden können. Mittlerweile wissen wir, dass diese Strukturen im Hirnstamm liegen (im Corpus callosum). Die kognitiven Gedächtnisinhalte sind dann auf die Bezirke des Thalamus, des präfrontalen Kortex und der Basal-Ganglien beschränkt, wobei auch der Hippocampus und auch die Amygdala eine entscheidende Rolle spielen.

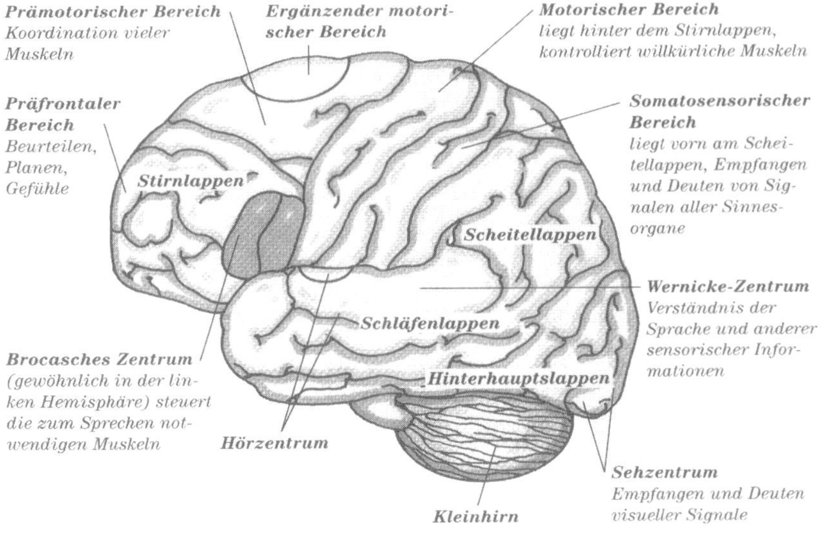

Die verschiedenen Funktionen des Gehirns

Am einfachsten kann man das Gehirn mit einem Computer vergleichen. Das Kurzzeitgedächtnis wäre dem Arbeitsspeicher zuzuordnen - das Langzeitgedächtnis der Festplatte. Ich möchte einmal kurz darauf eingehen wie die unterschiedlichen Gedächtnisprozesse und Gedächtnisstrukturen des Speicherns und die Gedächtnisarten unterschieden werden. Jedes Lernen ist an folgende Prozesse gebunden: das Einspeichern (Encoding = Verschlüsseln), im Weiteren das Aufbewahren (also das Speichern Abruf (Retrieval)).
Dabei verarbeitet unser Gedächtnis die Reize über drei Stufen: - das sensorische Gedächtnis, - das Kurzzeitgedächtnis und - das Langzeitgedächtnis. Dieses wiederum steht in Verbindung mit dem Kurzzeitgedächtnis und tauscht sich mit ihm aus. Das sensorische Gedächtnis bezeichnet nichts anderes als die Eigenschaft, dass bestimmte Reize unbewusst oder bewusst ausgelöst werden (z.B. Temperaturempfinden, Berührung am Körper o. ä.) und nur eine kurze Zeit erhalten bleibt. Schwerpunkt aller Forschungen, die sich mit dem Gedächtnis beschäftigen, war jedoch immer die Tatsache, dass die meisten Reize visuell oder auditiv vom Menschen aufgenommen und verarbeitet werden. Alle Reize werden in dem so genannten Kurzzeitgedächtnis kurz aufbewahrt, die man dann bewusst wieder abrufen (explizit) und erinnern kann. Beispiel dafür wäre das Lernen von Telefonnummern. Glücklicherweise ist die Kapazität des Kurzzeitgedächtnis' sehr begrenzt da sonst eine riesige Informationsmenge, die auf uns einströmt, nicht gefiltert werden könnte. Das Enkodieren - also die Übergabe der Reize in unser Kurzzeitgedächtnis und die Übernahme in das Langzeitgedächtnis kann durch ständiges Wiederholen noch optimiert werden (zum Beispiel, in dem man sich Telefon-

nummern mehrere Male hintereinander aufsagt). Ein weiterer Lernvorteil wäre das so genannte "Chunking", das bedeutet nicht anderes, als das bestimmte Lerninhalte mit bedeutungstragenden anderen Einheiten verbunden werden (Beispiel: Ich ordne bestimmte Zahlengruppen Farben zu, ich sehe dann eine Farbe und erinnere eine Kette bestimmter Inhalte). Im Langzeitgedächtnis werden gefilterte Prozesse ein Leben lang aufbewahrt.

Das Langzeitgedächtnis stellt also gleichsam das Gesamtwissen einer Person dar. Dieses LZG ist also Speicher für alle Erfahrungen, Informationen, Emotionen, Fertigkeiten, Worte, Begriffsklassen, Regeln und Urteile, die man aus dem sensorischen Kurzzeitgedächtnis angeeignet hatte. Das explizite Gedächtnis (welches das deklarative Gedächtnis darstellt) wird noch einmal unterteilt in episodisches und semantisches Gedächtnis.

Im prozeduralen Gedächtnis sind beispielsweise die Fertigkeiten gespeichert: wie fährt man Fahrrad oder Ski, wie lernt man Laufen usw. gespeichert. Sind diese Dinge einmal implizit vorhanden, sind sie sehr schwer explizit (also bewusst) aufrufbar. Sie sind automatisch abrufbar, aber man kann sie schlecht erklären.

Deklarative Gedächtnisinhalte beziehen sich dann auf die Erinnerungen und auf Fakten und Ereignisse, die man erklären kann. Diese unterteilen sich noch in ein episodisches und semantisches Gedächtnis. Das semantische Gedächtnis ist für Dinge abrufbar, wie: der erste Schultag, der erste Kuss, ein wichtiger Familienausflug, besondere Jugenderinnerungen, Erinnerungen an den Tanzpartner o. ä.!

Das semantische Gedächtnis beinhaltet dann kategorische Erinnerungen wie die Bedeutung von Wörtern, Begriffen, Formeln oder Fakten (z. B. "Paris ist die Hauptstadt von Frankreich" o. ä.).

Im Zusammenhang mit Erlebnisverarbeitungen ist es aber besonders wichtig, dass sowohl das prozedurale wie das deklarative Gedächtnis durch den Schlaf (den Deltaschlaf) gefördert werden. Somit stellt der Schlaf an der so genannten Konsolidierung des Gedächtnisses den entscheidenden Faktor dar. Der Schlaf fördert also die Konsolidierung des Gedächtnisses. Diese Tatsache erklärt auch, dass der Schlaf mit der Entwicklung unseres Bewusstseins maßgeblich verbunden ist. Tagsüber frisch enkodierte Gedächtnisinhalte werden also nachts weiter verarbeitet und hier erst in das Langzeitgedächtnis überführt. Der Hippocampus ist dabei eher für die deklarativen Gedächtnisinhalte innerhalb des Deltaschlafes verantwortlich. Die prozeduralen Gedächtnisinhalte und die emotionalen Erinnerungsspuren werden eher im REM-Schlaf konsolidiert.

Schaltzentrale Gehirn -

Nutzen Sie Ihren wertvollen Besitz!

Wir werden nicht von Geburt an mit der Fähigkeit ausgestattet, wie unser Gehirn zu gebrauchen ist. Da unsere Schaltzentrale Gehirn jedoch Mittelpunkt aller gefühlsmäßigen, seelischen und handlungsorientierten Vorgänge ist, wird es Zeit, die möglichen Anwendungen und deren optimale Nutzbarkeit kennen zu lernen. Von Geburt an (sicher auch schon weit vorher) beginnt ein immerwährender Lernvorgang in unserem Leben. Im Laufe unseres Lebens lernen wir auf unbewusster und bewusster Ebene. Das Gehirn hat dabei verschiedene Speichermöglichkeiten. Beispielsweise ist das Erlernen der Muttersprache für ein Kleinkind ein unbewusster Lernvorgang, der dann bewusst genutzt wird. Lernen wir später im Leben eine Sprache dazu, wird es deutlich schwerer, weil wir sehr bewusst neue Regeln lernen müssen. Dies kann dann auch sehr mühsam sein. Für alle Lernprozesse gilt: Unser Gehirn funktioniert wie ein Speicher, der Wesentliches für längere Zeit, teilweise auch unbegrenzt behält, anderes kann wieder gelöscht werden. Was dann vergessen, also gelöscht wird, hängt wieder davon ab, wie es gespeichert worden ist. Ist dies beispielsweise nachdringlich passiert und ist es öfter wiederholt worden, fällt es dem Gehirn sehr viel schwerer, es zu vergessen. Solche Lernprozesse gelten für positives wie negatives Lernen. Individuell schlimm erlebte Lebensphasen sind dann ebenso gespeichert wie sehr positive. Bewusstes Erlernen kann dann auch genutzt werden, um die negativen Lernprozesse aufzulösen.

Nutzen Sie doch einfach diese Gebrauchsanleitung für das Gehirn, damit Sie Wohlspannung und deren tägliche Abrufbarkeit zur Verfügung haben.

Die Lernschritte entsprechen einem EDH - Modell.

Das EDH - Modell

E = erkennen
Hier ist erst einmal das Aufnehmen der jeweiligen Situation gemeint, das häufig über die Sinnesorgane, Sehen, Hören, Riechen, Schmecken usw. passiert.

D = denken
Hier ist der bewusste Prozess gemeint, bei dem Sie die Eindrücke verarbeiten und bewerten, aber auch gleichzeitig Änderungen der Beurteilung der jeweiligen Situationen abrufen können.

H = handeln
Hierbei ist das Umsetzen des Erkennens und der Veränderungs- und Denkprozesse gemeint. Wir ankern und speichern das nach entsprechender vorhergehender Filterung ab, was wir für wichtig erachten. Hierunter ist auch zu verstehen, dass wir beispielsweise ein Entspannungsverfahren über die Sinnesorgane erkannt haben, darüber reflektiert haben, dieses tatsächlich täglich durchführen und dazu kommen, dass wir automatisch täglich das positive Gefühl von seelisch-körperlicher Fitness abrufen können.

Um Ihre persönlichen Wahrnehmungsebenen besser kennen zu lernen, vielleicht glauben viele von Ihnen, das schon zu können-, sollten Sie jedoch diesen wichtigen Einstieg in die positiven Speichermöglichkeiten des Gehirns noch einmal überprüfen. Die Wahrnehmungsebenen umfassen hier das Sehen, Hören, die kinästhetische Erfahrung, das Schmecken und Riechen.

> Wer lernen will, muss vor allem reden und begreifen.
>
> Der Mensch behält von dem
>
> was er liest 10%
> was er hört etwa 20%
> was er sieht etwa 30%
> was er sieht und hört 50%
> worüber wir sprechen etwa 70%
> was er selbst tut etwa 90%
>
> Ich wünsche Ihrem Gehirn weiterhin viel Spass beim Lernen.
> Lassen Sie ihm den Spass!

Einteilung der Gedächtnisse nach der Art des Wissens

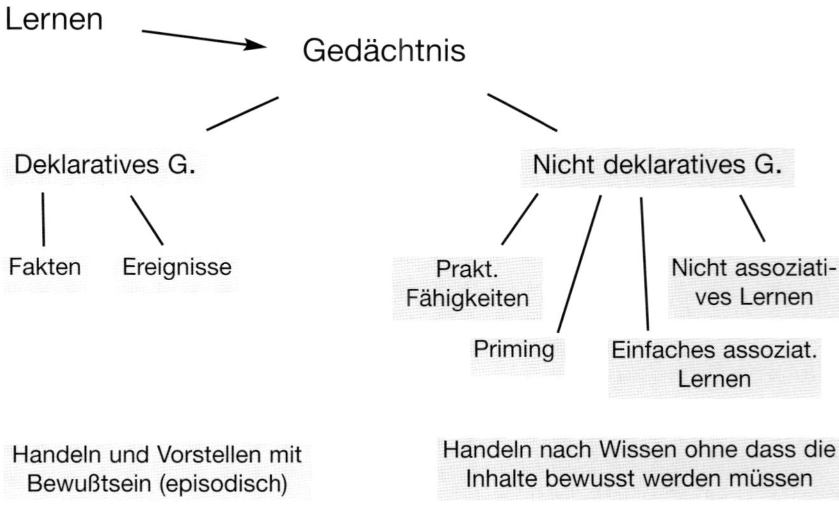

Entspannung um jeden Preis? - Nein!

Wahrnehmen was wirklich ist - für viele Menschen schwierig!

Konzentration und Sammlung sind es, die bewusst trainierbar sind, durch welche Entspannungsübung auch immer. Auch wenn die Wege dahin sehr verschieden sind, sollten wir uns vorerst darüber im Klaren sein, was konzentriertes Entspannen bedeutet, was Bewusstes und Unbewusstes an Entspannungsvorgängen auf der Seele-Körper-Achse beinhaltet. Bevor wir uns mit Psychosomatik und Stressphänomenen beschäftigen, sollten wir wissen, dass jede Form der Aufmerksamkeit nach innen, die Wahrnehmungsebenen, die wir dazu benutzen, von unserem Bewusstseinszustand abhängig ist. Nicht nur das optische Erfassen von Dingen, die wir tagsüber aufnehmen, ist von Bedeutung, sondern auch die Speicherung in unserer Schaltzentrale Gehirn. Die Wahrnehmung über Sinnesorgane bedeutet also nichts anderes als ein Zufluss von Informationen, die über bestimmte Filter gespeichert und abrufbar sind. Für unser tägliches Wachbewusstsein ist die positive Auswirkung einer Konzentration ganz offensichtlich. Konzentrieren wir uns beispielsweise auf das, was wir gerade tun, sind wir fähig, dies effektiver zu bewerkstelligen. Solche Dinge und deren Einzelheiten können wir dann auch später besser erinnern. Vergessene Dinge können also einfach nur die Folge von mangelnder Aufmerksamkeit sein. Da jede Form von Entspannung eine Art von "Innenschau" bedeutet, ist die Konzentration, also die Sammlung unseres Geistes, eine wichtige Erfahrung, die zu uns selbst, zu unserer eigenen Mitte führen kann.

Tagsüber sind wir jedoch häufig geistig, körperlich und gefühlsmäßig einem ständigen Hin und Her von Reizen ausgesetzt, dass wir nie wirklich erfahren und reflektieren können, was Aufmerksamkeit und Konzentration wirklich bedeuten. Nur in der Ruhe ist es uns möglich, uns bestimmten Dingen zuzuwenden und diese abzurufen. Eine innere Sammlung bedeutet also für unseren Geist, dass wir ihn trainieren können, klar und schärfer nur das in den Vordergrund kommen zu lassen, was wir in diesem Augenblick wollen. Allen Entspannungsübungen ist gemeinsam, dass die Verbesserung einer inneren Sammlung, das bedeutet also die Fähigkeit, die Aufmerksamkeit auf einen bestimmten Punkt zu lenken, ein hoher Wert ist, den es zu erreichen gilt. Noch ein wichtiger Punkt scheint mir bemerkenswert: Jede Form von Aufmerksamkeit, Hinwendung nach innen oder bewusstes Abrufen geschieht bei uns hauptsächlich in Bildern. Schließen Sie die Augen und denken Sie an den letzten Urlaub, den Sonnenuntergang am Meer, das Rauschen der Wellen - ein Bild wird dabei geistig abgerufen, das uns die erlebten Gefühle vermittelt.

Was ist schöner als ein Sonnenuntergang am Meer? -

Sich auf den nächsten freuen können!

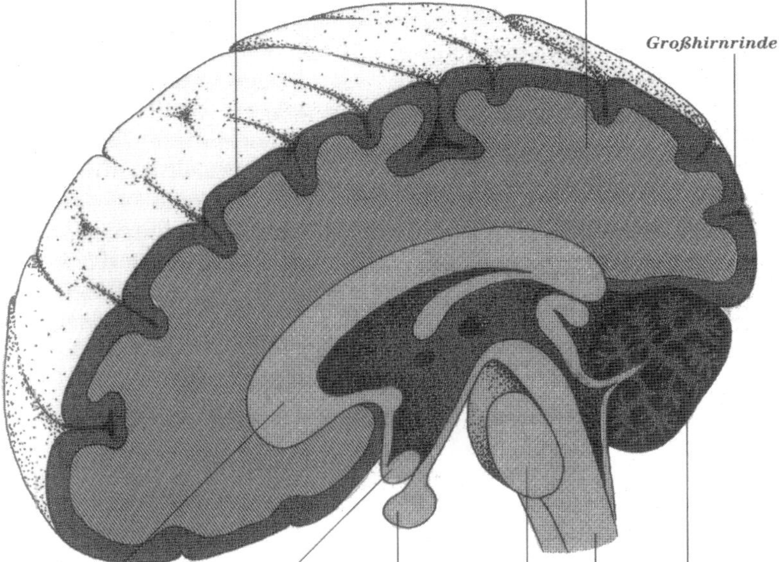

Längsschnitt durch ein menschliches Gehirn
(schematische Darstellung).

Gehirn und Bewusstsein

Was ist "Bewusstsein" und "Unterbewusstsein"?

Wer sich als Entspannungswilliger in einen Zustand größerer innerer Gelassenheit durch bestimmte Entspannungsverfahren fallen lassen möchte, benötigt dabei immer mehrere Schritte, um über die Wahrnehmung zur bewussten Veränderung und zur unbewussten Abspeicherung zu gelangen. Dabei bedarf es keinerlei esoterischer Hilfsmittel, keinerlei Blindgläubigkeit, sondern nur der Fähigkeit und des Willens, Bewusstseinsprozesse auf den Weg zu bringen. In Anlehnung an das analytische Modell von Sigmund Freud kann ich Ihnen eine mentale Landkarte skizzieren, die modellhaft drei Ebenen umfasst.

Erste Ebene:
Unser Bewusstsein umfasst die Ebene, die im Wachzustand mit unserer Aufmerksamkeit verbunden ist, sei es bei den täglichen gedanklichen Auseinandersetzungen, den Sinneseindrücken, die wir empfangen, den Gefühlen oder Empfindungen in bestimmten Alltagssituationen. Dies ist unser bewusster täglicher Geist, also unser Bewusstsein, mit dem wir ständig im Wachzustand umgehen, wir können fragen und antworten oder auch in Kontakt mit unserem Gegenüber treten.

Zweite Ebene:
Ist der vorbewusste mentale Zustand, der all die Informationen beinhaltet, die in unserem Kopf gespeichert sind, auch wenn sie im Moment nicht unserer bewussten Aufmerksamkeit entsprechen. Wir können dieses Vorbe-

wusstsein jedoch gedanklich abrufen. Denken Sie jetzt in diesem Augenblick einmal an Ihr Zuhause. Wahrscheinlich haben Sie vorher nicht daran gedacht, doch nun können Sie sich daran erinnern, wie Ihre Zimmer aussehen, ein Schrank im Raum steht usw. Dies sind alles verbundene bildliche Eindrücke in Ihrem Bewusstsein, die aus dem Vorbewussten aufsteigen können.

Dritte Ebene:
Umfasst das Unbewusste, also die Teile, die nicht sofort dem bewussten Geist oder dem Vorbewussten zugänglich sind. Carl Gustav Jung, ebenfalls Analytiker, hat dabei das Unbewusste unterteilt in das persönlich Unbewusste, das alle die Elemente beinhaltet, die mit der individuellen Geschichte eines Menschen zu tun haben und das kollektive Unbewusste, das für die ererbten Ausgangsfunktionen steht - hierunter verstand er dann auch die emotionalen und spirituellen Sehnsüchte der Menschen - und das nach Jung auch die so genannten Archetypen, also Ursymbole beinhaltet, die in uns gespeichert sind. Hierzu zählte er dann die allgemeinen Konzepte wie "Mutter, Vater", also Begriffe und Typen die zu allen Zeiten und für alle Menschenrassen von ähnlicher Bedeutung sind. Die unbewusste Ebene ist also nicht nur Speicherplatz von vorbewussten und bewussten Erfahrungen auf geistiger Ebene, sondern beinhaltet auch tief gelegene, früher ererbte Verhaltensweisen und menschliche Triebe. Durch bestimmte geeignete Techniken sind unbewusste Ebenen dem Menschen jedoch zugänglich, etwa in der Hypnose, in Träumen, aber auch in meditativer Entspannung. Viele der später genannten Entspannungstechniken erschließen also alle drei Ebenen und führen somit zu einer ganzheitlichen Balance.

Im Takt der inneren Uhr!

Unsere biologischen Rhythmen - unsere innere Uhr - hat dabei typische Hochs und Tiefs:

1 Uhr - häufiger Beginn von Wehen, maximale Produktion bestimmter Immun-T-Helfer-Zellen

2 Uhr - tiefster Schlaf - höchster Spiegel des Wachstumshormons - die Nebenniere beginnt mit der Ausschüttung des körpereigenen Kortisols

3 Uhr - Durchblutung des Verdauungstraktes und der Leber sind am stärksten - Blutdruck wird am niedrigsten - Konzentration bei Nachtarbeitern wird am niedrigsten

4 Uhr - die Körpertemperatur ist am niedrigsten (ca.36,5°C), die Lungenkapazität ist erniedrigt (hohes Risiko in dieser Zeit für Asthmakranke)

5 Uhr - stärkster Blutdruckanstieg, Stoffwechsel auf Hochtouren, Alkohol gelangt schneller ins Blut als abends

7 Uhr - Körper wird mit aktivierenden Sexualhormonen überschwemmt und die Melatoninproduktion stoppt (Sex am Morgen ist gesund)

8 Uhr - geringste Freisetzung von Magensäure - noch der Tiefpunkt der allgemeinen mentalen Leistungsfähigkeit, großes Risiko für Herzinfarkt und Schlaganfall, hohe Schmerzempfindlichkeit

9 Uhr - geistige Leistungskurve steigt steil an - wir sind auf Hochtouren

10 Uhr - der Tageshöhepunkt der geistigen Leistungsfähigkeit ist erreicht bis etwa 11 Uhr

12 Uhr - geistiger Tiefpunkt - der Magen ist besonders aktiv - Minimum der Lungenfunktion am Tag

15 Uhr - Durchblutung des Verdauungstraktes ist am geringsten - geringste Schmerzempfindlichkeit - schnellste Reaktionszeit - Atemfrequenz maximal

16 Uhr - Höhepunkt der zweiten Kurve der geistigen Leistungsfähigkeit - das Langzeitgedächtnis ist in dieser Zeit besonders gut - Körpertemperatur, Puls und Blutdruck sind am höchsten - hohes Leistungsniveau

17 Uhr - beste Herz-Kreislaufleistung, Muskelkraft, beste Lungenfunktion - Sport ist um diese Zeit am günstigsten

18 Uhr - stärkster Harnfluss

19 Uhr - höchste Körpertemperatur etwa bei 37,5 °C

20 Uhr - Leberenzyme, die Alkohol verarbeiten, steigen an

21 Uhr - höchste Schmerzempfindlichkeit

22 Uhr - maximale Freisetzung der Magensäure - Melatonin wurde aus der Zirbeldrüse ausgestoßen

23 Uhr - höchstes Risiko für Allergien

24 Uhr - Tiefpunkt der geistigen Leistungsfähigkeit - selbst Nachtarbeiter sollten hier nicht zu viele geistige Ansprüche an sich stellen

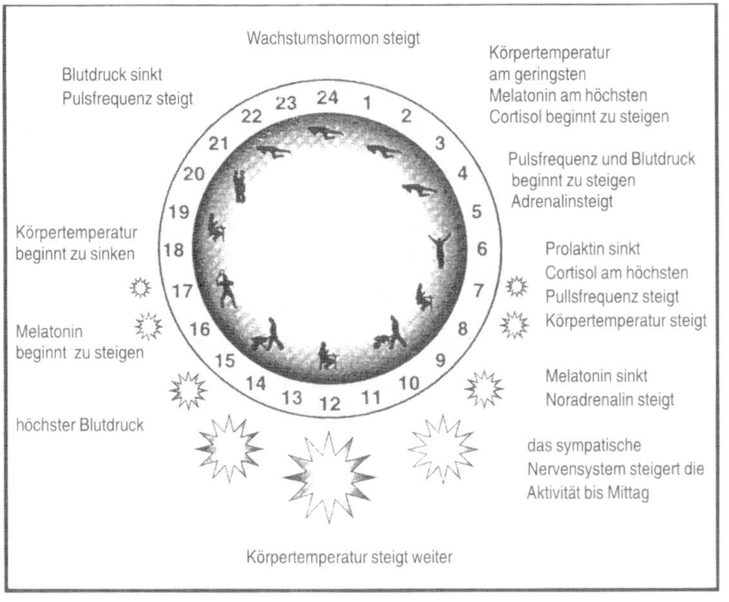

Viele Körperprozesse unterliegen einem 90-Minuten-Rhythmus: Schlafphasen, Magenkontraktionen, das Auftreten von Phantasien, Zeiten der Aktivität und der Müdigkeit. Wer die Rhythmen bei sich beachtet, die auch von Mensch zu Mensch unterschiedlich sein können, kann dadurch seine Arbeits- und Konzentrationsfähigkeit optimieren lernen. Er wird diese nicht gerade in der Phase einer Abgespanntheit legen, sondern hier durch eine Tiefenentspannung eine noch bessere Harmonie und Stabilisierung der eigene Rhythmen erlangen.

Biologische Rhythmen -

Wie funktionieren Sie? Wie lernen wir?

Bewusstsein nutzen - die beste Alternative gegen Langeweile!

Unsere grauen Zellen im Gehirn leiten sämtliche Reize in Form elektrischer und chemischer Signale weiter. Jeder Gedankenvorgang ist also auch biochemisch erklärbar. Im Inneren jeder einzelnen Zelle findet ein stetiger Stofftransport in den so genannten Axons statt. Er sorgt dafür, dass die Neurotransmitter, die im Zellkörper gebildet werden, auch über den so genannten synaptischen Spalt weitergegeben werden. Erreicht also ein Nervensignal als elektrischer Impuls diese synaptischen Endungen, schütten sie beispielsweise bestimmte Moleküle in den Spalt aus und bilden wiederum einen Reiz für die nächste Zelle. Dabei benötigen diese Übertragungsmoleküle nur einen Bruchteil einer tausendstel Sekunde. Manche Moleküle hemmen dabei die Signalweiterleitung, andere modellieren jedoch bestimmte Vorgänge umso stärker. Im Zellkörper und im Axon ist das Signal als eher elektrisch weitergeleitet und in der Synapse kommt es zur chemischen Umwandlung in ein oder mehrere Neurotransmitter, die dann in der nachgestalteten Zelle erneut ein elektrisches Phänomen auslösen, impulshemmend oder -fördernd. Ist unser Gehirn beispielsweise nicht in der Lage, genügend impulshemmende Transmitter auszustoßen, kann es dann auch zu ungezügelten Impulserhöhungen kommen, beispielsweise in Form eines epileptischen Anfalls.

Sämtliche Vorgänge auf der Seele-Körper-Achse unterliegen einem Rhythmus, der vererbt wird und automatisch abläuft. Manche Zellen geben zyklische Signale weiter und steuern beispielsweise das Müdigkeitsgefühl (abhängig vom Lichteinfluss). Bestimmte Zellgruppen im Kerngebiet des Hypothalamus unseres Gehirns geben dann den Schlaf-Wach-Impuls weiter. Sind solche Biorhythmen gestört (durch Schichtarbeit, Interkontinentalflüge, durch Erkrankungen oder Schmerzen), ist auch der Schlaf gestört. Überlagert sind diese naturgegebenen Rhythmen immer von äußeren Reizen. Beispiel Licht: aufgenommen durch den Sehnerv, gibt es Impulse an die Großhirnrinde; diese Impulse stoßen dann Moleküle aus, die die Müdigkeit vertreiben. Unser natürlicher Schlaf-Wach-Rhythmus wäre auch auf 25 Stunden eingestellt, wenn nicht Helligkeit und Dunkelheit unseren Tagesablauf auf 24 Stunden einstellen würden.

Die Forschungen der letzten Jahre haben ergeben, dass das Kind im Mutterleib bereits eine Eigendynamik entwickelt, bereits unzählige eigene Biorhythmen besitzt, wobei diese von den mütterlichen Zyklen beeinflusst werden. Bei der Geburt befinden sich dann alle Nervenzellen bereits an Ort und Stelle und besitzen ihre Eigendynamik. In den ersten Lebensphasen vermehren sich die Neuronen dann noch, Fortsätze und Verzweigungen entstehen und Synapsen nehmen wie vernetzte elektrische Schaltungen mit ihren Verzweigungen Kontakt auf. Wie bereits erwähnt, formen dann die Erfahrungen des Kleinkindes durch Reizverarbeitung bestimmte Verzweigungen im Gehirn und verfestigen diese. Dadurch werden Abläufe und Funktionen im Körper, auch Verhaltensweisen, automatisiert und brauchen nicht immer wieder neu erlernt werden.

Vielleicht verstehen Sie nun auch, warum die Frage "Was ist erworben und erlernt und was ist angeboren" nicht eindeutig beantwortet werden kann. Aus wissenschaftlicher Sicht ist der Grundstock der Nervenzellen angeboren. Erworben wird dann alles, was daraus vom ersten Lebenstag an "gemacht, erlernt" wird. Wenn anfangs also die zahlreichen und lernfähigen Synapsen noch offen in ihren Kontaktmöglichkeiten sind, werden sie im Laufe des weiteren Lebens immer wieder automatisch die erprobten Verbindungen und bekannten Straßen im neuronalen Netzwerk nutzen. Wenn man einem Menschen also die Reize über ein Sinnesorgan über einen längeren Zeitraum vorenthält, so bringt diese Tatsache die Nervenverbindungen zum verschwinden, diese Synapsen werden frei für andere Kontakte im Netzwerk des Gehirns. Dies kann an einer Erkrankung gut erklärt werden. Wird ein Kind mit einem so genannten Grauen Star (dies ist eine völlige Augenlinsentrübung) geboren, so muss es frühzeitig operiert werden, denn das Sehhindernis, nämlich die getrübte Linde, lässt ansonsten den Sehnerv ganz verkümmern. Operiert man einen solchen Menschen zu spät, wird er nie mehr sehen können, da die Bahnen des Sehnervs verkümmert sind. Das bedeutet, dass jeder Säugling durch jede Sinneserfahrung (also durch das Sehen, Hören, Tasten, Riechen, Schmecken) die Nervenbahnen für diese Empfindung mit der Zeit verstärkt und verfestigt. Ungenutzte Schaltkreise und Neuronen werden entkoppelt, verkümmern und verschwinden letztendlich. So ist auch erklärlich, dass schwere Erkrankungen, die im frühen Kindesalter auftreten, für lebenslange Veränderungen des Gehirns verantwortlich sind. Je älter wir werden, desto wenige Restplastizität besitzen wir also. Glücklicherweise geht diese jedoch nicht ganz verloren, denn sonst besäßen wir später im Leben kaum mehr Lernfähigkeiten. Führen wir uns dazu vor Augen, welche Schwierigkeiten es in einem bestimmten Alter gibt, beispielsweise noch eine Fremdsprache zu erlernen oder neue Dinge anzunehmen. Wir können uns also einem Verschleiß des Gehirns kaum widersetzen; umso wichtiger ist es, diesen Verschleiß aufzuhalten und bis ins hohe Alter freie Nervenzellengruppen, die nach neuesten Forschungen quasi als Ersatz bis ins hohe Alter erhalten bleiben, zu nutzen. In gewissen Grenzen bleibt uns die Plastizität unseres Gehirns bis ins hohe Alter erhalten. Dass 80- bis 90-jährige Menschen geistig noch sehr rege sein können, liegt einzig und allein daran, dass sie durch die Reize aus der Umgebung gefördert werden.

Für unser Gehirn und die grauen Zellen gilt also der Satz:

"Wer rastet, der rostet!"

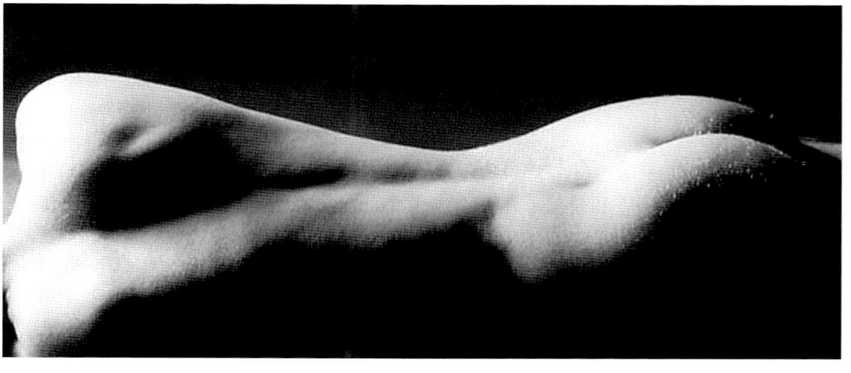

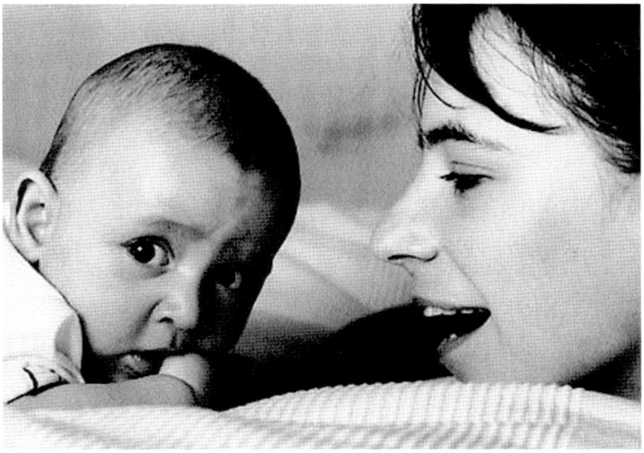

Die schöpferische Kraft, also auch die Kreativität und das positive Denken zu nutzen, ist bei Alterungsprozessen somit besonders wichtig. Nutzen Sie also die angelegte Grundintelligenz, um in den verschiedenen Lebensphasen die Voraussetzung ihres Seele-Körper-Akkus verstehen zu können, um optimale Ergebnisse und Zufriedenheit zu erreichen. Ein positives Selbstbewusstsein schafft Ihnen dann genügend Freiraum, Unsinniges in einer Lebensphase wegzulassen und Sinnvolles zu fördern. Die oben genannten Begriffe hängen voneinander ab:

Intelligenz setzt Verstehen voraus und Verstehen wiederum setzt bewusstes Wahrnehmen voraus!

Bleibende Spuren im Gehirn -

wie das Gedächtnis funktioniert

Eines der wichtigsten Phänomene z.B. um erlernte Entspannungstechniken immer wieder abzurufen, ist das Phänomen der Speicherfähigkeit unseres Gehirns. Auch wenn wir schon längst nicht mehr die Schulbank drücken, um unser Gehirn zu trainieren, wir lernen permanent und nehmen ständig neue Informationen auf, die von den Sinnesorganen geliefert werden. Dies geschieht teilweise bewusst und teilweise völlig unbewusst. Das Gehirn hat damit eine Menge zu verarbeiten, muss dabei herausfiltern was wichtig und unwichtig im Alltag ist. Das z.B. von den Augen Registrierte wird zum bewusst Wahrgenommenen, wenn die einzelnen Bilder in unserem Gehirn verarbeitet werden. Auch Schallwellen, die an unser Ohr dringen, werden erst zum Gehörten, zum Empfundenen und Wohltuenden, wenn sie von unserem Gehirn verarbeitet werden.

Es spielen diese bewussten und unbewussten Vorgänge bei diesem komplizierten Geschehen des Filterns die entscheidende Rolle für das Gedächtnis. Aber damit ist es noch nicht genug: Informationen werden im Augenblick des Aufnehmens von unserem Gehirn mit den vielen anderen gespeicherten Inhalten verglichen, dann als Erinnerungswert registriert und später im Gedächtnis gespeichert. Oder sie werden als "belanglos" sofort wieder vergessen. Ständige Wiederholungen begünstigen nach lerntheoretischer Auffassung die Speicherfähigkeit unseres Gehirns. Somit ist es auch besonders wichtig, dass Entspannungsübungen täglich durchgeführt werden, um einen positiven

Erinnerungsinhalt zu bilden. Wie weiter oben beschrieben, im Rahmen der neuronalen Bahnung der Nervenzellen entsteht somit ein abrufbarer Automatismus. Die Gedächtnisbildung in unserem Gehirn geschieht dabei in sehr vielen Bereichen, sowohl in denen, die für Bewegung (z.B. erlernen der Motorik: Kleinkind lernt laufen), als auch in denen, die für gefühlsmäßige Verarbeitungen zuständig sind (Gefühle wie Geborgenheit, Liebe empfinden, Aggressionen spüren etc.).
Damit so ein neuronales Netzwerk optimal funktioniert, müssen die Nervenzellen untereinander Informationen austauschen können. Dies geschieht über lange Nervenfortsätze - die Axone. Informationen werden als elektrische Impulse entlang der Axone weitergeleitet. Die Weitergabe zur nächsten Nervenzelle erfolgt dann an bestimmten Kontaktstellen - den Synapsen. Auch hier bewirken in erster Linie die elektrischen Impulse die Ausschüttung von chemischen Botenstoffen, den s. g. Neurotransmittern. Diese überbrücken den schmalen Spalt zwischen den Enden der Nervenzellen und lösen in der Zellmembrane und innerhalb der Zelle wiederum einen elektrischen Impuls aus, der weitergeleitet wird. Speicherprozesse im Gehirn funktionieren also genauso wie die weiter vorne beschriebenen Wahrnehmungsvorgänge.

Seele und Körpervorgänge sind die Eingangskanäle für das Bewusstsein!

Die bewusste sinnliche Wahrnehmung des Körperzustandes während einer Entspannungsphase wird also auf elektrischem wie biochemischem Weg zum Gehirn weitergeleitet und kann als positiver Mosaikbaustein abgespeichert werden. Jedes Gefühl ist auch biochemisch nachvollziehbar - auch bei dem besagten Sonnenuntergang ist die "Chemie der Seele" positiv verändert (weniger Adrenalin).

Ein besonderer Effekt kommt den psychophysischen und mentalen Entspannungsverfahren zugute: Veränderungen durch wiederholte positive Körperwahrnehmung können sich immer mehr und positiver einschleifen, also tiefer in unserer Gedächtnis eingraben. Aus Untersuchungen weiß man sogar, dass die Erfahrungen an den einzelnen Synapsen der Nervenzellen sichtbare Veränderungen hinterlassen (Die oben besprochene neuronale Bahnung ist darstellbar!). Werden also eine Nervenzellenbahn und die Synapsen oft gebraucht, begünstigt die Natur die Bahnung der nächsten Reize, die über diesen Weg gehen können. Für das Langzeitgedächtnis bedeutet dies, dass die Nachrichtenübermittlung zwischen den Synapsen gesteigert wird. Es gibt also dann auf diesem Wege mehr Synapsen, sie werden größer und die Verschaltungen verfestigen sich. Praktisch bedeutet das nichts anderes, als dass es streckenweise schon ausreicht, sich an positive Entspannungsverfahren zu erinnern, um auch einen körperlichen Effekt auszulösen und sich wohl zu fühlen. Das wir uns nicht alles merken, was Tag für Tag an Informationen auf unser Gehirn über die Sinnesorgane einprasselt, ist also - allgemein gesprochen - nicht Zeichen unseres schlechten Gedächtnisses, sondern ein Ausdruck eines gezielten bewussten und unbewussten Auswahlprozesses. Unser Gehirn unterscheidet zwischen Erinnerungswertem und Unwichtigem und verhindert mit diesem Mechanismus, dass die vielen Eindrücke, die auf uns einwirken, uns im wahrsten Sinne den Kopf verwirren.

Die allererste Bewertung, so nimmt man mittlerweile an, erfolgt im limbischen System (zentraler Anteil des Gehirns), einer entwicklungsgeschichtlich sehr alten Region unseres Gehirns, in der auch der Sitz unserer Gefühle bzw. der emotionalen Verarbeitung vermutet wird. Es ist also nicht verwunderlich, dass Ereignisse, die uns emotional in der Vergangenheit sehr berührt haben, besonders intensive Gedächtnisspuren hinterlassen.

Wie lange eine Erinnerung anhält, hängt meistens davon ab, in welchem Bereich des Speichersystems unseres Gehirns die Information abgearbeitet wird und wie intensiv der Reiz war oder ist. Landet eine Information im so genannten Ultrakurzzeitgedächtnis, wurde sie als weniger wichtig eingestuft und bleibt nur wenige Sekunden abrufbar. Solche Informationen und Wahrnehmungen sind uns dann kaum bewusst geworden. Länger verfügbar, zwischen fünf Minuten bis zu Stunden, bleibt das Gelernte im so genannten Kurzzeitgedächtnis. In solchen Fällen können wir bewusst die Wahrnehmung durch Wiederholung verstärken. Beispiel: Lernen von Vokabeln, Zeitung lesen und Artikel überdenken.

Nur etwa 1% (!) unserer Sinneswahrnehmungen gelangt jedoch über diese beiden Filter in das Langzeitgedächtnis. Wie genau in unserem Langzeitgedächtnis dann die Spuren abgelegt werden, ist noch nicht ganz klar. Einerseits gibt es wissenschaftliche Nachweise, dass Proteine (Eiweißstoffe als Erinnerungsmoleküle!) in einem bestimmten Muster als Gedächtnisinhalt abgelegt werden, andererseits sind es auch sicher elektrophysiologische Vorgänge, die dafür zuständig sind, vergleichbar der Magnetschicht eines Tonbandes, auf der die Ausrichtung der elektromagnetischen Teilchen die Information enthält. Würden wir für Erlerntes ständig Eiweiße im Gehirn produzieren, müsste das Gehirn in wenigen Lebensjahren unzählige Eiweißmengen nachweisen. Scheinbar lösen sich solche Erinnerungsmoleküle im Laufe der Zeit auf, um für neue Verbindungen zu Verfügung zu stehen. Bestimmte Fragmente bleiben ein Leben lang im Gehirn.

Loslassen spart Energie

Eine Erinnerung stellt jedoch nicht eine völlige Veränderung in bestimmten Gehirnanteilen dar, sondern man vermutet heute, dass die Informationen in viele Puzzleteile zerlegt und an verschiedenen Orten im Gehirn gespeichert werden. Wird dann beispielsweise durch Sinneseindrücke ein kleiner Anteil angesprochen, beispielsweise wenn wir die Wolken beobachten und den Sonnenuntergang dabei genießen, so können andere Gedächtnisinhalte: der letzte Urlaub, frühere Jahre, andere Situationen usw. wachgerufen werden. Die Aktivierung eines Teiles einer "Erinnerungskette" wurde aktiviert, den Rest versucht das Gehirn wieder zu rekonstruieren. Bei solchen Rekonstruktionen kann unser Gedächtnis uns auch im Stich lassen. Das passiert z.B. dann, wenn wir uns bestens auf eine Prüfung vorbereitet haben und im entscheidenden Augenblick doch scheinbar nichts abrufbar im "Speicher" ist. In diesem Fall können unsere Stresshormone und die Reizüberflutung von außen die Neurotransmitter außer Kraft setzen und das Abrufen von Gedächtnisinhalten beeinträchtigen bzw. kurzzeitig ganz unterbrechen. Um solchen Dingen vorzubeugen, hilft Entspannung. Wir lernen nicht nur in entspannter Atmosphäre einfacher und besser, auch in ungewohnten Stresssituationen sind wir weniger schnell aus der Bahn zu werfen. Vom Verständnis dieser Vorgänge ausgehend kann abgeleitet werden, dass individuelle Entspannung unsere Gedächtnisfähigkeit unterstützen und sogar steigern kann, da Störungen durch übermäßigen Stress verhindert oder geschmälert werden.

Stress - wohl dosiert - ist der Motor gegen Langeweile

Wahrnehmung und Verarbeitung im Gehirn

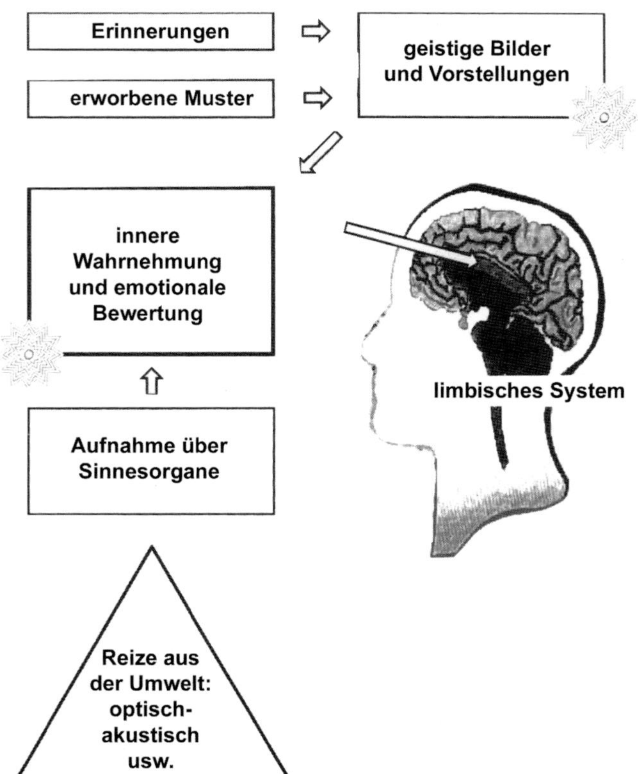

Wenn sich unser Gehirn im Laufe des Lebens ständig verändert und sehr flexibel in der Lage ist, neue und alte Gedächtnisinhalte im positiven wie im negativen Wahrnehmungsbereich zu filtern, so sollten wir uns im Weiteren darüber Gedanken machen, wie wir z.B. der Vergesslichkeit vorbeugen können, um positive Dinge tatsächlich besser zu behalten. Die uns angeborenen etwa 100 Milliarden Nervenzellen gilt es so zu trainieren, dass sie nur von uns bewusst Erstrebenswertes auf Dauer behalten. Erst durch die Verknüpfungen der Nervenzellen untereinander entsteht das komplexe neuronale Netzwerk, wie weiter oben beschrieben. Es dauert ungefähr bis zum Ende des zweiten Lebensjahres, bis diese Vernetzung der Zellen untereinander so weit fortgeschritten ist, dass neue Speicherinhalte als lernbare Erfahrung hinzugewonnen werden können. Vorher ist das menschliche Gehirn genügend ausgelastet durch gewaltige Lerninhalte, wie z.B. das Laufen lernen. Doch immer nur wenn Nervenzellen durch Reize aktiv sind, bilden sich diese Verschaltungen im Gehirn heraus. So brauchen Babys - wie bereits hinreichend bekannt - ausreichend Reize von außen, um sich normal entwickeln zu können. Wahrnehmungen wie Berührungen, Gerüche, Stimmen, Geräusche, Bewegungen und andere optische Eindrücke bestimmen dann wie und mit welcher Präzision die Nervenzellen miteinander verknüpft werden. So entwickeln sich beispielsweise Babys, die in ihrem ersten Lebensjahr die meiste Zeit einsam im Bett liegen, auffallend negativ. Sie können auch nach knapp zwei Jahren nicht alleine sitzen. Auch andere lebenswichtige Prozesse werden sehr viel langsamer

- wenn überhaupt - erlernt, trainiert und gespeichert. Mit dem Alter verliert das Gehirn aber auch an Masse, so dass wir mittlerweile sagen können, dass nach 20 Jahren das Gehirn den Höhepunkt der Vernetzung und Leistungsfähigkeit hat. Ab diesem Zeitpunkt altert das Gehirn, es geht bergab. Nervenfortsätze verkümmern, andere können Aufgaben mit übernehmen. Tatsächlich bemerkbar macht sich ein solcher leichter Abbau erst ab dem 50. bis 70. Lebensjahr. Es ist somit wichtig, dass altersbedingte "Verschleißerscheinungen" des Gehirns keineswegs zu merklichen Einbußen der Gehirnleistung führen müssen, wenn wir in den Jahren zuvor unsere "mentalen Ressourcen" und die Intelligenz ausreichend trainiert haben. Deutliche geistige Abbauprozesse unterliegen dann nämlich immer krankhaften Prozessen des Gehirns, die den Alterungsprozess rapide beschleunigen und vorantreiben. Somit gilt auch für unser Gehirn: Training hält fit in jeder Hinsicht!

Je früher Sie etwas für das Hirnjogging unternehmen, desto besser.

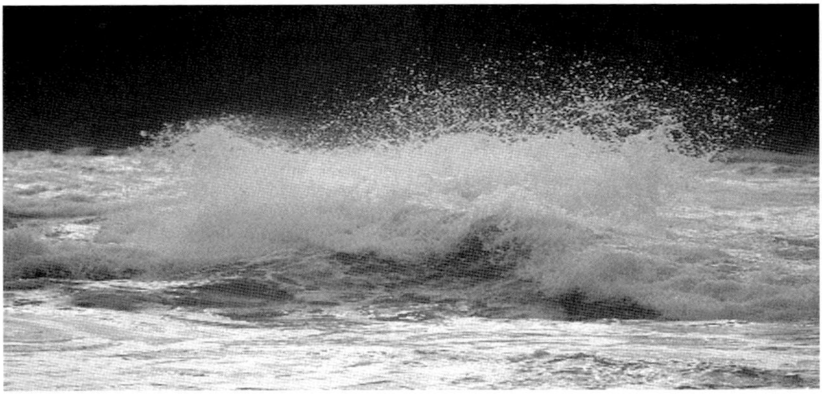

Mentaltraining für Hirn-User

Folgende Schritte können einer allgemeinen Vergesslichkeit vorbeugen:

- Erhöhen Sie Ihre Merkfähigkeit dadurch, dass Sie möglichst unterschiedliche Bereiche in Ihrem Gehirn mobilisieren und nutzen. Das können Sie fördern, wenn Sie beispielsweise täglich möglichst häufig die Gedanken zu Bildern werden lassen, sich vorstellen, wie etwas riecht, es sich anfühlt usw. Je mehr Sinneskanäle Sie dafür nutzen, desto besser. Merken Sie sich dann also nicht nur den Namen einer Person, sondern möglichst viele Eigenschaften dieses Menschen zusätzlich: Welche Farbe hatte die Kleidung? Gab es Gerüche? Wie fühlte sich das Händegeben an?

- Um einer allgemeinen Reizüberflutung vorzubeugen, ist es wichtig, dass wir unser Langzeitgedächtnis ein bisschen unterstützen. Machen Sie sich also Notizen, schreiben Sie auf, was Sie unbedingt behalten wollen, etwa wie ein Tagebuch oder ein innerer Terminkalender, den Sie zu Papier bringen. Sie können beispielsweise zu bestimmten Büchern oder Filmen, die Ihnen gefallen haben, eine kurze Inhaltsangabe in Stichwörtern skizzieren. Es bleibt dann länger in Ihrem Gehirn vorhanden und Sie sparen dabei auch noch "Speicherplatz", der für andere Dinge frei ist.

- Fordern Sie Ihr Gehirn ab und zu mit speziellen Gedächtnistrainings heraus. Auch das Gehirn rostet wenn es rastet!

- Lösen Sie Kreuzworträtsel, spielen Sie vielleicht Schach, lesen Sie die Tageszeitung.

- Auch körperliches Training kann die Hirnleistung durch eine verbesserte Durchblutung trainieren. Schließlich ist der erforderliche Sauerstoff für die grauen Zellen eine Grundvoraussetzung für eine optimale Funktion. Alle Sportarten sind geeignet, die auch die Muskelkraft und die Ausdauer fördern. Auch tägliche Spaziergänge an frischer Luft sind förderlich, die Hirndurchblutung zu erhöhen.

- Körperübungen, die gleichzeitig das Koordinationsvermögen des Gehirns erfordern, sind besonders gut, der allgemeinen Vergesslichkeit vorzubeugen. Wenn Sie also regelmäßig das Tanzbein schwingen, kann das Ihre grauen Zellen ebenfalls fit halten.

- Viele Dinge, die wir behalten wollen und die ins Langzeitgedächtnis geschrieben werden sollen, werden dadurch nicht gespeichert, weil wir zu gestresst und nervös sind. Hier sind insbesondere Entspannungsmethoden zu nennen, die gleichzeitig die Konzentrationsfähigkeit fördern. Hierzu sind die in meinem Buch genannten Formen wie autogenes Training, Meditation und ähnliche Entspannungsübungen besonders gut geeignet.

- Bestimmte pflanzliche Mittel, die die erforderlichen Baustoffe liefern, eignen sich ebenfalls, um Ihr Gehirn in die Lage zu versetzen, die Botenstoffe bereitzustellen. Nikotin verhindert beispielsweise die Bereitstellung solcher Botenstoffe, hingegen können bestimmte pflanzliche Mittel durchaus eine milde Verbesserung der Stoffwechselsituation Ihrer Nervenzellen begünstigen.

Selbstcoaching

Tipps zu hirngerechten positiven Bewusstseinsveränderungen

1. Verbannen Sie in erster Linie Ihre Einstellung: "Dazu bleibt mir keine Zeit mehr". Für die meisten Dinge und Probleme des Alltags, aber auch vor allem für die schönen Tagessituationen haben wir eigentlich immer genügend Zeit. So wie es völlig unnütz ist, vor der roten Ampel über die verrinnende Zeit ärgerlich zu sein, weil Sie zu einer bestimmten Zeit an einem bestimmten Ort sein wollten, so unnütz wäre die Selbsteinschätzung "Ich fühle mich jetzt wohl". Sie sollten also in einer solchen Situation sich ruhig zubilligen, erregt und aggressiv zu sein, sich aber gleichzeitig den Impuls geben, dass diese emotionale Grundhaltung Sie nicht weiterbringen kann. Denken Sie immer daran, dass ein und dieselbe Tatsache und Situation, an der Sie häufig nichts ändern können, von völlig verschiedenen Betrachtungsweisen aus angegangen werden können. Ihr Stressniveau wird mit Sicherheit heruntergefahren. Es erfordert übrigens die gleiche Zeit, wenn Sie am Strand den Sonnenuntergang und die Wolkenkulissen betrachten und sich ein paar Augenblicke lang sagen: "Schön, dieses Gefühl von Zufriedenheit und Ruhe" oder ob Sie sich darüber ärgern, nicht auch zu Hause auf solch schöne Sonnenuntergänge achten zu können. Kurze positive Impulse können also unseren Tagesablauf erheblich harmonisieren.

2. Wenn Sie vor privaten oder beruflichen Entscheidungen stehen, haben Sie sicher die "Sachgründe" genügend

reflektiert. Schaffen Sie sich in einem nächsten Schritt ein Bild von dem, was Sie wollen. Visualisieren Sie also mit geschlossenen Augen, malen Sie sich ein Bild, eine Vorstellung, oder "spinnen" Sie sogar ein wenig herum in den zukünftigen Szenen, die Sie dann in Ihrer Phantasie ablaufen lassen können. Nutzen Sie also Ihre Vorstellungsgabe, indem Sie sich kurz hinlegen und einige Minuten Ihre Phantasie spielen lassen. Es wird Ihnen sogar Spaß machen, sich in zukünftige Situationen zu versetzen. Ihre endgültige Entscheidung wird dann also nicht nur vom Kopf, sondern auch von ihren gefühlsmäßigen Anteilen her fallen können.

3. Überwinden Sie Grenzen, indem Sie täglich über den persönlichen Tellerrand in Bereiche hineinschauen, die eigentlich fremd sind, aber interessant genug erscheinen. Schauen Sie also sinngemäß auch einmal in andere Kochtöpfe (vielleicht auch wörtlich zu nehmen, denn vielen Menschen fehlt es an kreativen Ideen, um aus alten Essgewohnheiten neue zu bilden, beispielsweise um gesünder zu leben, um abzunehmen usw.). Verschaffen Sie Ihrem Gehirn Abwechslung, indem Sie in andere Lebensbereiche, in alternative berufliche Situationen hineinschauen oder auch in andere Wissenschaften, Bücher usw. Denken Sie also immer daran, dass eine gegensätzliche Dynamik für Ihr Gehirn und für Ihr Wohlbefinden optimal ist. Sie schaffen sich somit also die Möglichkeit, ein wenig aus dem alltäglichen Trott herauszukommen, Routinearbeiten können dann durchaus lockerer von der Hand gehen, da ja eine allgemeine Eintönigkeit durch sonstige Aktivitäten unterbrochen wurde.

4. Seien Sie sich bei den häufigen Routineabläufen dessen bewusst, dass jeweils sehr viele Informationen auf Sie einwirken. Nahezu alle Informationen werden von Ihrem Gehirn aufgenommen und unbewusst verarbeitet. Auch an scheinbar monotonen Plätzen bzw. Situationen wimmelt es von Reizen jeder Art (Sehen, Hören, Schmecken, Temperaturunterschiede wahrnehmen usw.). Sie können sich durchaus einen kleinen Augenblick Zeit nehmen, sich positiver Reize, die Ihnen Ihr Gehirn ja vorgefiltert interpretiert, bewusst zu werden. Beispiel: Wenn Sie einen Waldspaziergang machen, um eine kleine Weile den allgemeinen Berufsstress sacken zu lassen, könnten Sie sich der Farbe der Wiese oder des Blaus des Himmels bewusst werden. So haben Sie einen kurzen Augenblick Zeit, den Stress sacken zu lassen und die Farbe des Himmels oder der Wolken zu genießen. Auch hier ist nicht das stundenlange Sinnieren darüber gemeint, ob das Blau des Himmels Ihrer Jeansfarbe entspricht oder Ähnliches, sondern nur das kurze, bewusste Wahrnehmen der Farbe Blau. Auch ein solcher kurzer Vorgang führt zu einer Synchronisation Ihres Hirnwellenrhythmus und zur Senkung des allgemeinen Stressniveaus. Sie haben so die Möglichkeit geschaffen, einmal ganz kurz aus dem "Alltagstrott" herauszugehen, um Ihren frei laufenden Gedanken Platz zu schaffen, also auch um die Zwänge einmal loszulassen. Nur solche Feedback-Situationen (also kurze positive Rückmeldung über die augenblickliche Situation) können Ihnen den Blick in die Zukunft verbessern helfen, um Pläne zu schaffen oder Ähnliches. Auch aktive Entscheidungen und Überlegungen lassen sich besser treffen, wenn positive Impulse ganz fremder Art Ihre gefühlsmäßige Ausgangslage verbessert.

5. Machen Sie nicht den Fehler, kleine und zeitlich nahe liegende Lebenssituationen innerhalb des Tages noch grundsätzlich anders formen und gestalten zu wollen. Haben Sie mit Ihrem Partner beispielsweise ein Abendessen geplant und hat Ihr linkes, bewusstes Gehirn die erforderlichen Zutaten im Kopf verarbeitet, so fällt es Ihnen sicher angenehm auf, dass noch andere Sinne am Abend teilnehmen. Nicht die sachlichen Vorbereitungen sind dann entscheidend, sondern auch die Tatsache, ob die Melodien im Hintergrund während des Kochens oder die Gestaltung des Tisches die gemeinsame Zeit verschönern. Nicht umsonst heißt es: "Das Auge isst mit". Wenn Sie also sachliche Dinge im Beruf oder im Privatleben geordnet haben, treten Sie einen kleinen geistigen Schritt zurück, um das Gesamtbild, also auch Ihre gefühlsmäßige Basis zu betrachten. Sie müssen nicht sachliche Entscheidungen bis ins kleinste Detail gelöst haben, da womöglich der Blick für das Gesamte verloren geht. Im Übrigen verschenken Sie hierbei viel unnötige Energie und belegen gleichsam Speicher in Ihrem Gehirn, die Sie auch für schönere Dinge nutzen könnten.

6. Schreiben Sie sich zukünftig ein paar neue Ideen, die Sie haben, auf Merkzettel und prüfen Sie dann den Inhalt ein paar Tage später. Auch dieses Vorgehen schafft inneren Freiraum für Ihre grauen Zellen, da Ihre spontanen Ideen vielleicht erst einmal abgelegt und später weitergeformt werden. Einige Tage später werden Sie einige Ideen vielleicht einfach verwerfen, andere können Realität werden. Sie wissen es selbst, auch wichtige Entscheidungen in der Politik werden nicht übers Knie gebrochen, sondern es gilt nicht zuletzt der Satz: "Einige Nächte darüber schlafen, schafft Klarheit"! Das kreativ-positive Potential bleibt

dabei erhalten, aber unnütze und realitätsferne Ideen bleiben richtigerweise auf der Strecke. Sie schaffen sich also Freiraum für Seele, Körper, Denken und Bewusstsein.

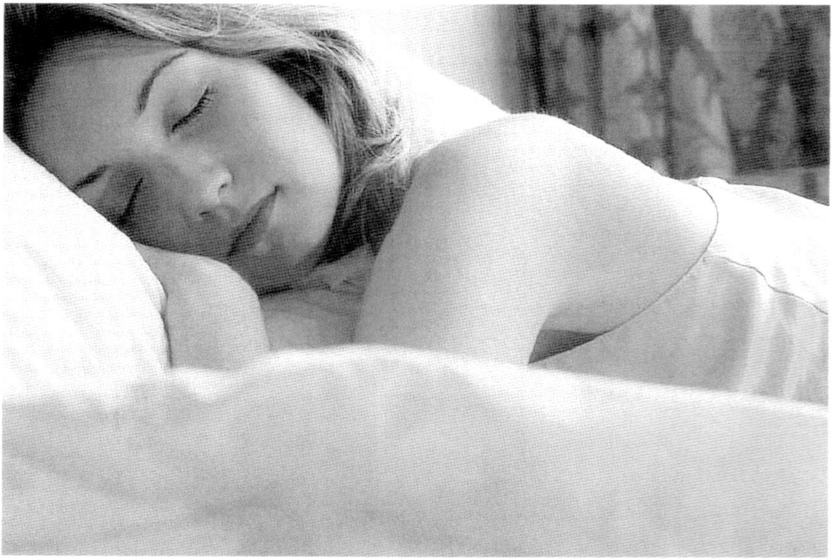

Ihr kreatives Potential verleiht Ihnen Flügel

Wenn Sie innerlich motiviert sind, bestimmte Änderungen in Ihr Leben einzuführen, die Sie in diesem Buch lesen, möchte ich Ihnen auch die Möglichkeit an die Hand geben, nicht nur mentale Entspannungstechniken einzuüben oder psychosomatische Entspannungsverfahren zu erlernen, sondern ich zeige Ihnen auch, anhand welcher Kriterien Sie eigene psychosomatische Veränderungen feststellen können. Sie wissen dabei, dass Psychosomatik an sich nicht ein Begriff für etwas Krankes ist, sondern es bezeichnet lediglich die medizinische Tatsache, dass seelische und körperliche Dinge voneinander abhängen. Psychische Veränderungen führen zu körperlichen Veränderungen und umgekehrt. Ebenso wie allgemeiner Stress zu einem Magengeschwür führen kann, so können auch freudige Ereignisse positive körperliche Veränderungen, etwa die Normalisierung der Magen-Darm-Funktion, hervorrufen. Psychosomatische Reaktionen verlaufen häufig unbewusst. Das bedeutet im alltäglichen Leben, dass auch kleine gefühlsmäßige Veränderungen zu kleinen körperlichen führen usw. Im Rahmen meiner Ausführungen sollen Sie nicht etwa lernen, kleinste seelische oder auch körperliche Veränderungen dauernd zu registrieren, es ist nur besonders wichtig, darüber Bescheid zu wissen. Das sensible Wechselspiel psychosomatischer Reaktionen der Leib-Seele-Achse kann als Spiegel für das individuelle Profil von Erinnerungsprozessen genutzt werden.
Im Folgenden habe ich Ihnen daher einige typische und deutlich wahrnehmbare Reaktionsmuster in ihrer Ausprägung aufgelistet, die Sie bewerten sollen. Sie können somit das persönliche Situationsbild ablesen oder den

Test auch als Verlaufskontrolle einsetzen und wöchentlich einmal ausfüllen, um eventuelle Änderungen in ihrer Gesamtdynamik zu erfassen. Ein gesundes Mittelmaß der Summenwerte ist wünschenswert (das entspricht dem optimalen Bereich). Sie können also auf Dauer feststellen, ob Sie sich eher unterfordern oder überfordern und können dabei selbst festlegen, wo Sie kleine positive Änderungen herbeiführen wollen. Sind Sie unterhalb der in der Auflösung gegebenen Werte, sollten schnellstens aktivierende Maßnahmen für Sie und Ihre grauen Zellen ergriffen werden (Hirn-Jogging-Beispiele aus diesem Buch).
Liegen Sie oberhalb der Reizschwelle, sollten Sie eher **"loslassen"** und Methoden zur Entspannung nutzen, um wieder in den Bereich der positiven Chancen zu gelangen. Sie sehen also, dass es durchaus normale Reaktionen und psychosomatische Zusammenhänge gibt, die auch sehr sinnvoll sind. Es geht also um das Erkennen der eigenen Reizgrenzen und nicht etwa um blindes Akzeptieren oder Verdrängen Ihrer eigenen Reaktionen. Somit ist keineswegs ein extrem niedriger Punktwert anzustreben, ein wenig "Vorspannung", also eine Art Reaktionsbereitschaft erbringt mehr ausgewogene Zufriedenheit als zu wenig. Wenn Sie eine der beschriebenen Entspannungsmethoden nutzen, wird es Ihnen bereits nach einigen Monaten gelingen, eine positive Denk- und Handlungsbasis zu schaffen. Der Schlüssel zum Erfolg liegt dabei auf der Hand: Nur wer eigene Krisen erfolgreich meistert, kann die innere Freiheit für Kreativität entwickeln, da die vorher gebundene Kapazität des Gehirns wieder frei wird.

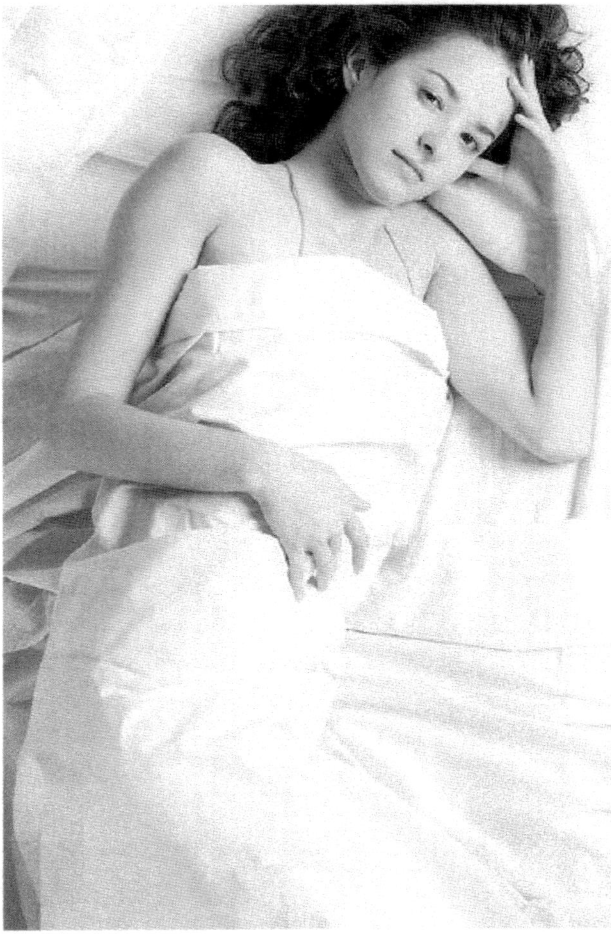

Wo liegen Ihre Stärken und Schwächen?

Subjektive Beschwerdeskala

Testen Sie die Ausprägung Ihrer allgemeinen psychosomatischen Beschwerden.
Bewerten Sie die nachstehenden Aussagen für sich:

- **stimmt nicht 0 Punkte**
- **stimmt kaum 1 Punkt**
- **stimmt überwiegend 2 Punkte**
- **stimmt genau 3 Punkte**

	Punkte
Ich bin besorgt.	
Ich rege mich schon über Kleinigkeiten auf.	
Mir fehlt die Lust, etwas aktiv zu tun.	
Ich habe häufig körperliche Beschwerden.	
Ich bin häufig traurig.	
Ich bin unruhig.	
Ich fühle mich unsicher.	
Ich leide unter allgemeinen Druckgefühlen im Körper.	
Ich kann kaum noch etwas leisten.	
Ich habe häufig Angstzustände.	
Ich bin häufig reizbar.	
Ich fühle mich körperlich nicht in Ordnung.	
Ich habe keinen richtigen Appetit.	
Ich fühle mich niedergeschlagen.	
Es ist mir häufig gleichgültig zumute.	
Es fehlt mir an allgemeiner Energie.	

Ich bin überempfindlich.
Ich fürchte mich häufig.
Ich fühle mich müde und abgeschlagen.
Ich bin nervös.
Ich fühle mich einsam, selbst wenn ich mit Menschen zusammen bin.

Gesamtpunkte: ______________________

Testauswertung:

Bis 5 Punkte: Sie befinden sich im grünen Bereich. Sie leiden an keiner besonderen Ausprägung psychosomatischer Beschwerden.

Bis 29 Punkte: Ihr Leidensdruck ist schon recht hoch, Sie sollten sich nach Hilfe umschauen und Ihre Lebensgewohnheiten überdenken.

Über 30 Punkte: Es ist fünf vor zwölf für Sie; die ausgeprägten Beschwerden benötigen dringlichste Hilfestellung.

Positive Psychosomatik:

Wohlempfinden, Gesundheit und Leistungsfähigkeit

Die bisher genannten psychosomatischen Zusammenhänge bedeuten für einen positiven Bewusstseinsprozess nicht etwa Schönrederei, sondern setzen auch eine klare, realistische Eigeneinschätzung, aber auch eine Fremdbeurteilungsmöglichkeit voraus. Es kommt also darauf an, dass richtige Mittelmaß aller Dinge zu finden, dass selbstverständlich individuell sehr unterschiedlich sein kann und bei jedem Menschen auch völlig verschiedene Schwerpunkte der Belastungsgrenzen kennt.
Allgemein besteht jedoch immer ein Zusammenhang zwischen der Reaktionsbereitschaft und einer allgemeinen Belastungsfähigkeit. Im Folgenden sehen Sie in der Graphik eine optimale Kurve, auf deren Höhepunkt der weitere Schritt zu einer Überbelastung nicht sehr weit entfernt ist. Passen Sie also auf, in welcher Situation in Ihrem Leben Sie sich welcher Anforderung stellen können.

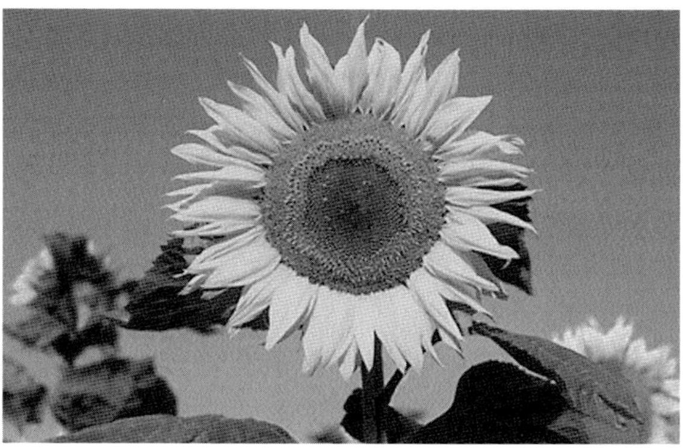

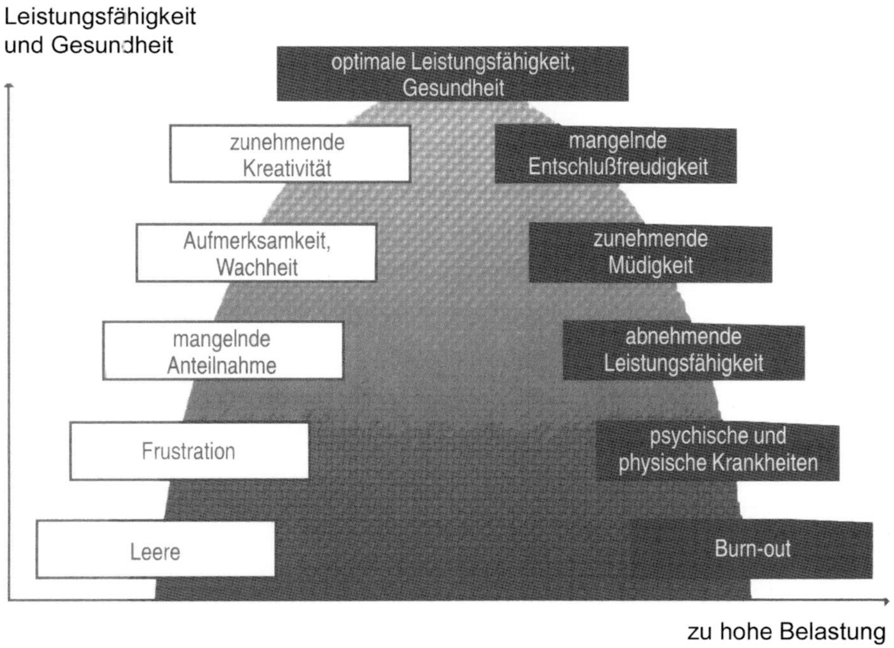
Leistungsfähigkeit
und Gesundheit
optimale Leistungsfähigkeit,
Gesundheit
zunehmende
Kreativität
mangelnde
Entschlußfreudigkeit
Aufmerksamkeit,
Wachheit
zunehmende
Müdigkeit
mangelnde
Anteilnahme
abnehmende
Leistungsfähigkeit
Frustration
psychische und
physische Krankheiten
Leere
Burn-out
zu hohe Belastung

Biorhythmus bei Tag und bei Nacht -

Taktgeber für Seele und Körper!

Wirkung von Licht!

Sie haben bisher schon vieles über die Signale Ihrer Körper-Seele gehört. Auch wenn Sie schon verstanden haben, wo Sie positiven Einfluss auf dieses sensible Gleichgewicht nehmen können, sind bestimmte Grundlagen unseres natürlichen Biorhythmus vorgegeben. Die Natur hat uns also biologische Rhythmen mitgegeben. Teilweise ist es daher auch richtig, wenn wir von "Frühlingsgefühlen" sprechen oder wenn Menschen genau wissen, dass sie bei Vollmond schlechter schlafen, oder im Herbst, wenn nur wenig Licht in unseren Breitengraden vorhanden ist, eine depressive Grundstimmung haben. Heutzutage wissen wir, dass der mächtigste Faktor und Auslöser für bestimmte biologische Rhythmen das Licht ist. Das Licht der Sonne (aber auch der Mond) gibt unserer biologischen Struktur im Gehirn einen Zeitplan vor. Hätten wir diese äußeren Zeitgeber, nicht würde unsere innere Uhr 25 Stunden täglich laufen. Die Art und Weise, wie Licht auch unsere Gefühle beherrschen kann, liegt dann auch an jahreszeitlichen Veränderungen, an Intensität und Dauer der Lichteinwirkung. Das Verhältnis von Licht und Dunkel bestimmt den Zeitpunkt, zu dem die Vögel ihr Nest bauen und die Pflanzen blühen. So wissen wir auch aus neurophysiologischer Sicht, dass die rhythmische Regelmäßigkeit des Lichtes ein Phänomen ist, das unseren Körper-Seele-Akku laden, aber auch entladen kann. Alle Menschen spüren das auch dann, wenn sie beispielsweise mit dem Flugzeug Kontinente überwinden und in dem jeweiligen Land plötzlich ihre innere Uhr neu stellen müssen (vor oder zurück - je nach Kontinent). Das Empfangsorgan für Licht ist beim Menschen die Zirbeldrüse, die sich tief im Zentrum des Gehirns befindet. Die alten Hindus sprachen von einer Art "drittem Auge". Die Beeinflussung durch die Zirbeldrüse im Gehirn ist auch für mich als Schlafmediziner von besonderer Bedeutung, da der Einfluss auf die Produktion von Melatonin, einem der wichtigsten Hormone der Zirbeldrüse, unser Einschlafen steuert. Mit dem Beginn der Dunkelheit steigt der Melatoninspiegel, wobei der Stoff auch, wenn er aus irgendeinem Grund verringert ist (beispielsweise in den Wechseljahren oder durch sonstige Erkrankungen) in Form von Melatoninkapseln zugeführt werden kann. Übrigens beeinflusst das Melatonin in der Zirbeldrüse auch andere Regelkreise, z.B. die des Serotonins und des Histamins, das für unsere Stimmungslage besonders wichtig ist. So hat beispielsweise die Einnahme von Melatonin am Abend neben einer ein- und durchschlafenden Wirkung auch einen stimmungsverbessernden Einfluss. Somit haben wir insgesamt zwar einen eigenen, in der Natur angelegten Biorhythmus, dieser kann jedoch von äußeren Reizen beeinflusst und gesteuert werden, wie beispielsweise durch Licht. Die verschiedensten Rhythmen, die auf Körper und Seele wirken, greifen ineinander, haben dabei durchaus unterschiedliche Zeitmuster. Wer z.B. seine inneren Zeiten kennt, weiß auch, dass seine Aufmerksamkeit über den Tag verteilt etwa alle 1 1/2 Stunden besser wird und danach wieder abfällt. Dies nennt man einen ultradianen Zyklus. Die allgemeine Kraft und die Vitalität werden jedoch an den Tagesablauf (zirkadianer Rhythmus), aber auch an monatliche Hochs und Tiefs gebunden. Bekannt dürfte hier der Östrogenzyklus sein, um die periodenhafte Monatsblutung der Frauen zu regeln. Alle verschieden langen Rhythmen können sich dabei auch gegenseitig beeinflussen, eine "totale Entspannung" ist für Körper und Seele erst dann erreicht, wenn viele Rhythmen auf ihrem Tiefpunkt sind. Dies geschieht beispielsweise nachts, obwohl hier unser Gehirn, wie schon erwähnt, nicht etwa inaktiv ist, sondern nur auf eine andere Weise aktiv. Wie Sie ja weiter oben gelesen haben, ist beispielsweise die Aktivität unserer Sehrinde auch hier zyklisch stark erhöht, wir träumen, und wenn wir uns morgens daran erinnern, haben wir streckenweise auch Zugriff auf die letzten zyklischen Traumphasen dieses Gehirnkinos. Von einer allgemeinen totalen Entspannung würde ich dann sprechen, wenn es uns gelingt, nicht nur durch Entspannungsverfahren situativ, sondern auch über den Tag hinweg auf die sensiblen Signale zu achten und uns danach zu richten. Unser Lebensalter spielt selbstverständlich auch eine Rolle. So müssen wir besonders auf die Rhythmen bei Kindern achten und sollten ihren natürlichen Empfindungen trauen. Es gibt ja leider genug Zwänge, die von außen vorgegeben sind. Beispielsweise müssen Kinder gegen 8.00 Uhr in die Schule und müssen dort nach Zeitplänen arbeiten, die willkürlich aufgestellt sind. Auch die Arbeitszeiten im Berufsleben, z.B. die Nachtschicht, stellen oft eine Missachtung der natürlichen Biorhythmen dar. Dabei lohnt es sich eigentlich, auf die rhythmische Botschaft zu hören, die aus dem Inneren unserer Natur kommt. Wir tun uns letztendlich selbst einen großen Gefallen, da unser Körper Hunderte von Hormonen und andere Substanzen von sich aus in der richtigen Menge, zur richtigen Zeit und am richtigen Ort zur Verfügung stellt. Zellen teilen sich und werden ersetzt (Haarwuchs), Enzyme und Hormone werden für die Verdauung produziert, der Herzschlag wird automatisch geregelt und den körperlichen wie seelischen Bedingungen angepasst, alles wird rhythmisch ausbalanciert, eingestimmt und in Phasenabläufen am Tag und in der Nacht, beim Schlafen und im Wachsein, solange wir leben, bereitgestellt. Achten Sie also darauf, dass eine totale Harmonisierung auch nur dann gewährleistet ist, wenn wir irreguläre Gewohnheiten, beispielsweise Drogen, Traumata u. a. versuchen zu vermeiden. Oft gehen wir dabei schändlich mit dieser feinen Balance der verschiedenen Rhythmen um. Die in diesem Buch geschilderten Entspannungsverfahren sind gleichsam der Versuch, sehr vorsichtig wieder eine natürliche Harmonisierung bereitzustellen, auch außerhalb des Übens. Denn eigentlich wird die Harmonie von der Natur selbst aufrechterhalten, da der menschliche Körper mit seiner Seele ein abgeschlossenes System darstellt. Menschen, die auf die Signale ihres Körpers hören, leben deshalb mit sich selbst in größerer Harmonie. Sie spüren, dass jeder seine eigenen inneren Gezeiten hat - Biorhythmen, die den Takt angeben, auch für ihre Stimmung, auch für die Zeiten, wo sie über eine totale Entspannung regenerieren können. Beachten Sie auch, dass einige wenige biologische Rhythmen leicht zu bestimmen sind, der rund 28 Tage dauernde Zyklus der Frau oder der 60- bis 80-Herzschlagrhythmus, die Aktivität des Tag-Nacht-Rhythmus. Die meisten inneren Rhythmen bemerken wir allerdings nicht. Hier liegt auch der gefährliche Punkt. Magen-Darm-Kontraktionen, Tagträume sind Bestandteile von Zyklen, die sich häufig beim Menschen in einem so genannten 90-Minuten-Rhythmus wiederholen. Nur zu verständlich, dass hier auch die innere Stimmungslage davon abhängig ist. Vielleicht sollten wir daher auch etwas toleranter uns selbst gegenüber werden, indem wir natürliche Tiefs am Tag beachten, beispielsweise die Entspannung in ein Mittagstief legen. Viele Körperprozesse unterliegen einem 90-Minuten-Rhythmus: Schlafphasen, Magenkontraktionen, das Auftreten von Phantasien, Zeiten der Aktivität und der Müdigkeit. Wer die Rhythmen bei sich beachtet, die auch von Mensch zu Mensch unterschiedlich sein können, kann dadurch seine Arbeits- und Konzentrationsfähigkeit optimieren lernen. Er wird diese nicht gerade in die Phase einer Abgespanntheit legen, sondern hier durch eine Tiefenentspannung eine noch bessere Harmonie und Stabilisierung der eigenen Rhythmen erlangen.

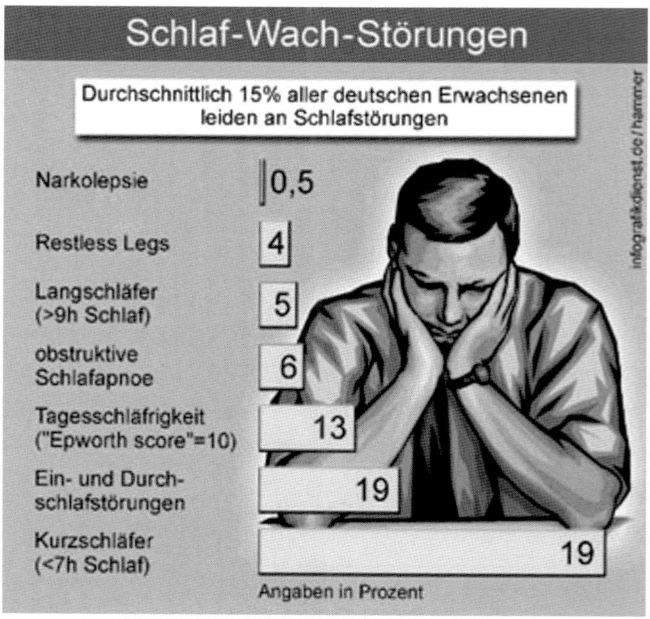

Testen Sie sich:

Wie steht es mit der seelischen Ausgangslage?

Im Folgenden möchte ich Ihnen einen typischen Befindlichkeitstest aufzeichnen, mit dem Sie Ihre allgemeine Zufriedenheit testen können. Vor allem können Sie mit diesem Test auch den Veränderungsgrad messen, indem Sie die Fragen etwa alle 4-6 Wochen über ein halbes Jahr hin beantworten und die Summe der Punkte miteinander vergleichen. Je geringer Ihre Gesamtpunktzahl der negativen Fragen wird, desto zufriedener und ausgeglichener werden Sie auch im allgemeinen Leben sein. Zählen Sie die **P** Fragen (positive Eigenschaften) und **N** Fragen (negative Eigenschaften) getrennt und vergleichen dann den Verlauf der Veränderungen ein paar Monate später!

- Ich bin auf der Suche nach einer anderen Tätigkeit (**N**)
- Ich bin mit meinem Leben zufrieden (**P**)
- In einer Schlange warte ich geduldig (**P**)
- In einer Schlange werden ich ungeduldig und gereizt (**N**)
- Es lohnt sich nicht, sich aufzuregen (**P**)
- Ich gerate oft in Rage (**N**)
- Ich höre anderen zu (**P**)
- Ich unterbreche andere gerne und spreche deren Sätze zu Ende (**N**)
- Ich gehe gemächlich (**P**)
- Ich gehe sehr schnell (**N**)
- Ich spreche langsam (**P**)
- Ich spreche sehr schnell (**N**)
- Ich bin mit mir selbst zufrieden (**P**)

- Ich brauche die Anerkennung der anderen (**N)**
- Bei Verabredungen bin ich rechtzeitig zur Stelle (**P**)
- Zu Verabredungen hetze ich (**N**)
- Ich mache zur selben Zeit immer nur eine Sache (**P**)
- Ich mache mehrere Dinge gleichzeitig (**N**)
- Ich brauche keinen Terminkalender (**P**)
- Ich kann ohne Terminkalender nicht leben (**N**)
- Ich träume nie davon, dass ich etwas nicht schaffe (**P**)
- Ich träume oft, mit einer Aufgabe nicht rechtzeitig fertig zu werden (**N**)
- Mein Wahlspruch ist: Was ich heute nicht erledige, mache ich morgen (**P**)
- Mein Wahlspruch ist: Nichts auf die lange Bank schieben, sofort erledigen (**P**)
- Ich habe stets Zeit (**P**)
- Ich habe oft keine Zeit (**N**)

Sie sehen anhand der Fragen, dass es sich um eine allgemeine Befindlichkeit handelt, die abgefragt wird. Die positiven Veränderungen, die mit einer Verminderung der Fragenpunktzahl einhergehen, bedeuten für Sie, dass Sie sich von gereizt nach friedlich verändert haben, von einer Unausgeglichenheit nach besser gelaunt.

Stress - des einen Freud, des anderen Leid

Stress ist die Botschaft - Loslassen die Antwort

Der Begriff Stress und Stresswirkung ist nicht etwa gleichzusetzen mit krank machend oder Erkrankung. Wir müssen unterscheiden zwischen positiven Reizen und negativen Faktoren, so genannter Eu-Stress und Di-Stress. Innere oder äußere Reize und Einflüsse, die uns auf Dauer krank machen durch Überbeanspruchung, nennt man Di-Stress. Zu psychosomatischen Störungen, also zu einem Ungleichgewicht zwischen Körper- und Geistfunktionen kommt es erst, wenn Di-Stress über längere Zeit, also Monate bis Jahre auf uns einwirkt und nichts dagegen unternommen wird. Psychosomatische Störungen und Erkrankungen können definiert werden als erlernte und fehlangepasste Verhaltensweisen unseres Organismus im Zusammenspiel bewusster und unbewusster Vorgänge.
So führt chronische Überaktivierung zu einer Störung des inneren Gleichgewichtes, die sich dann sowohl in geistigen Angst- und depressiven Zuständen als auch in Organveränderungen äußern kann. Im Endzustand einer Daueranspannung wird verhindert, dass unser Organismus in Entspannungsphasen in seine Ausgangslage zurückkehren kann. Die kurze Zeit einer Erholung reicht dann nicht mehr aus, um von dem stark erhöhten Niveau zur Ausgangsbasis zurückzukehren. Anfänglich sinkt die allgemeine Leistungsfähigkeit, später kommt es zu Erkrankungen. Die Graphik stellt Ihnen den Zusammenhang zwischen Reizeinfluss und zeitlichem Verlauf dar.

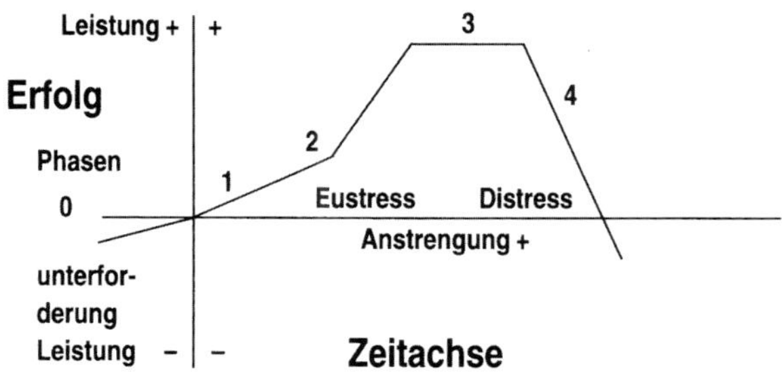

Phase 0:
Stadium der Unterforderung.
Keine Außenreize, keine Anforderungen an Geist und Körper führen zu psychosomatischen Erkrankungen.

Phase 1:
In dieser Phase baut sich ein gesundes Verhältnis zwischen Einsatzbereitschaft und dem erzielten Leistungserfolg auf (mehr Einsatz = mehr Erfolg).

Phase 2:
Optimaler Erfolg und psychophysisches Wohlempfinden bei Einsatzbereitschaft innerhalb der geistig-körperlichen Grenzen des Individuums (Eustress).

Phase 3:
Plateauphase. Höchste Gefahr der ständigen Überforderung.
Dauernder Mehreinsatz erzielt auch nicht mehr Leistungserfolg. Beginn vegetativer Störungen wie Schlaflosigkeit, Gereiztheit, Angst- und Panikattacken, Stimmungsänderungen (Distress).

Phase 4:
Stadium des Zusammenbruchs auf körperlich-seelischer Ebene, eventuell mit psychosomatischen Erkrankungen (Herzinfarkt, Magengeschwür, Depression).

In der Sprache der Stressforscher führt Daueranspannung, also Di-Stress zu einer so genannten Anpassungserkrankung, der Körper und unser Geist kann sich nicht mehr von alleine auf die jeweiligen Stresssituationen einstellen und sie lindern oder beheben. Das Wort Stress ist dabei ja zum Schlagwort geworden. Ein bekannter Stressforscher, Hans Selje, hat bereits im Jahre 1950 Di-Stress wie folgt beschrieben:

"Belastung, Lärm, Hetze, Frustration, Schmerz, Existenzangst, Anspannungen, seelischer und körperlicher Druck."

An dieser Liste sehen Sie, dass nahezu jeder von uns einmal in seinem Leben einem oder mehreren dieser Faktoren ausgesetzt ist. Wir sollten also unbedingt etwas unternehmen, um frühzeitig den möglichen negativen Auswirkungen entgegensteuern zu können. Stress bedroht die Gesundheit, unser Wohlbefinden und bedeutet Überlastung. Umgekehrt hatte ich bereits gesagt, dass wir uns vor Augen halten sollten, dass jeder von uns Stress in dosierter Form sogar benötigt, um gesund zu leben. Völlige Reizarmut führt genauso zu Erkrankungen wie Überforderung durch Reizüberflutung. Ganz ohne innere oder äußere Reize stumpfen wir nämlich ab, werden depressiv, bekommen organische Schäden, ähnlich wie bei der Überforderungssituation. Somit sollte der Begriff Stress als doppeldeutiger Begriff angewandt werden. Stressreize wirken nicht auf alle Menschen gleich, denn schließlich ist jeder Mensch nach persönlichem, individuell erlerntem Verhalten anders in der Lage mit Stress umzugehen. Für den einen Menschen ist Stress, was für den anderen noch längst keiner sein muss.

Typische Stressoren und Stressreaktionen auf psychosomatischer Ebene:

Sehen, Schmecken, Riechen, Hören, Fühlen - die Sinneskanäle der Psychosomatik

Der Begriff der "Stressbewältigung" kann nicht für alle Menschen das Gleiche bedeuten. Meiner Meinung nach gilt die Dynamik der Gegensätze zur Bewältigung des individuellen Stresses. Bei geistigem Stress und Überforderung ist es eben besser, durch sportliche Aktivität Erholung zu finden, wie andererseits der körperlich angespannte arbeitende Mensch eher durch ruhewirksame Entspannungsverfahren eine Lösung finden wird. Auch ist die jeweilige Anpassungsfähigkeit an bestimmte Situationen altersgebunden. Kinder und Jugendliche empfinden Stresssituationen völlig anders als Erwachsene oder Menschen im höheren Lebensalter.

Im höheren Lebensalter kommt es sogar eher zu einer Unterforderung durch Reizarmut. So kann bei Heimbewohnern beispielsweise beobachtet werden, dass mangelnde Außenreize oder innere Motivation zusätzliche körperliche Folgen und Erkrankungen auslösen können. Oder: eventuell vorhandenen Grunderkrankungen werden verstärkt. Einziger Lebensinhalt und Sinn ist dann häufig für den älteren Menschen die Auseinandersetzung mit der eigenen Krankheit. Hier gilt es das Syndrom der Unteraktivierung anzugehen. Vorhandene körperliche und seelische Möglichkeiten sollten wahrgenommen und genutzt werden, um sie aktiv anzuwenden. Auf dieser mentalen Ebene kann dem Alterungsprozess am besten entgegengewirkt werden. Es führt zu einer wirklichen Entstressung durch das Gefühl noch etwas zu leisten. Wohlfühlen und mehr Lebensqualität ist die Folge. Ein Abnehmen bestimmter Sinnesleistungen, etwa Hören oder Sehen im Alter oder Einschränkungen durch sonstige Erkrankungen widerspricht keineswegs dieser These. Gerade solche Menschen bedürfen stärkerer Außenreize über die Sinneskanäle, die noch aufnehmen können, um den Verlust an Umweltreizen in anderer Art wieder wettmachen zu können. Wie erfrischend kann dann manchmal das Gespräch mit einem anderen Menschen in der Umgebung sein, auch wenn es um scheinbar unwichtige Dinge geht. Der Geist bleibt aktiv und wird dynamisch gehalten und genutzt.

Allgemeine Faktoren, die bei nahezu allen Menschen Stressfaktoren bedeuten, werden in einer so genannten "Life Event" Skala beschrieben. Zählen Sie einfach die Punkte der jeweiligen Zeilen zusammen. Erhalten Sie 300 bis 350 Punkte, wird es kritisch für Sie. Sie sollten dann schnellstens die adäquate Lösungsstrategie, wie in diesem Buch beschrieben, finden.

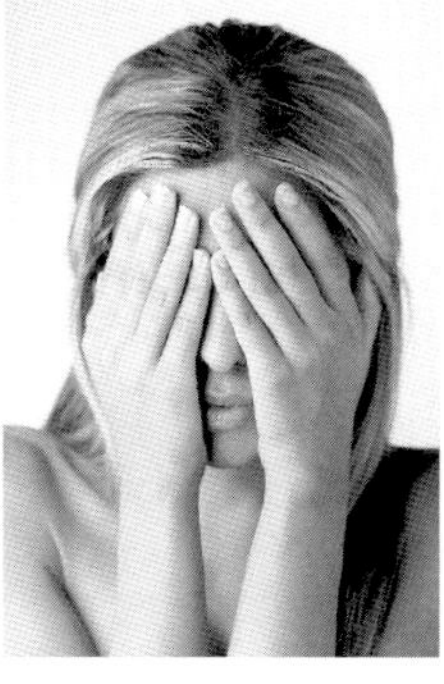

Fragebogen zur Selbsteinschätzung

Lebensereignis	Punkte
1. Tod des Ehepartners	100
2. Scheidung	73
3. Trennung vom Ehepartner	65
4. Zwangsaufenthalt im Gefängnis oder anderen Institutionen	63
5. Tod eines nahen Verwandten	63
6. Schwere körperliche Verletzung oder Krankheit	53
7. Heirat	50
8. Kündigung durch den Arbeitgeber	47
9. Versöhnung mit dem Ehepartner	45
10. Pensionierung	45
11. Stärkere Veränderung in der Gesundheit oder im Verhalten eines Familienmitgliedes	44
12. Schwangerschaft	40
13. Sexuelle Schwierigkeiten	39
14. Erweiterung der Familie (z.B. durch Geburt, Adoption oder Einzug eines älteren Verwandten usw.)	39
15. Größere geschäftliche Veränderungen (z.B. Fusion, Neuorganisation, Bankrott usw.)	39
16. Größere Veränderung in der Finanzlage (eine gegenüber dem Normalzustand große Verschlechterung oder Verbesserung)	38
17. Tod eines engen Freundes	37
18. Wechsel zu anderer Arbeit	36

Lebensereignis	Punkte
19. Größere Veränderung der Zahl der mit dem Ehepartner geführten Auseinandersetzungen (z.B. häufigere oder seltenere Auseinandersetzungen über Kindererziehung, persönliche Angewohnheiten usw.)	35
20. Aufnahme einer Hypothek von mehr als 50.000,- (z.B. Kauf eines Hauses, Geschäfts usw.)	31
21. Eine Hypothek oder ein Darlehen wird für verfallen erklärt	30
22. Größere Veränderung im Verantwortungsbereich bei der Arbeit (Beförderung, Zurückversetzung, Versetzung)	29
23. Sohn oder Tochter zieht aus (z.B. Heirat, Universitätsbesuch)	29
24. Probleme mit Schwiegereltern	29
25. Herausragende persönliche Leistung	28
26. Ehefrau beginnt oder hört auf, außer Haus zu arbeiten	26
27. Beginn oder Ende der Ausbildungszeit	26
28. Größere Veränderung in den Wohnbedingungen (z.B. Bau eines neuen Hauses, Umbau, Verschlechterung des Hauses oder der Wohngegend)	26
29. Veränderung persönlicher Gewohnheiten (Kleidung, Umgangsformen, persönliche Verbindungen usw.)	25
30. Schwierigkeiten mit dem Vorgesetzten	23
31. Größere Veränderung in Arbeitszeiten oder -bedingungen	20

Lebensereignis	Punkte
32. Wohnortwechsel	20
33. Schulwechsel	20
34. Größere Veränderung in der Gestaltungsart und/oder der Menge der Erholung	19
35. Größere Veränderung in kirchlichen Aktivitäten (z.B. viel mehr oder viel weniger als gewöhnlich)	19
36. Größere Veränderung in sozialen Aktivitäten (z.B. Vereine, Tanzen, Kino, Besuche usw.)	18
37. Aufnahme einer Hypothek oder eines Darlehns von weniger als 10.000,- (zum Kauf eines Autos, Fernsehgerätes, einer Gefriertruhe usw.)	17
38. Größere Veränderungen der Schlafgewohnheiten (viel mehr oder weniger Schlaf oder Veränderung der Schlafzeit)	16
39. Größere Veränderungen der Zahl der Familientreffen (viel häufiger oder seltener als gewöhnlich)	16
40. Größere Veränderungen der Essensgewohnheiten (Essen viel größerer oder geringerer Mengen, andere Essenszeiten oder anderer Ort, an dem gegessen wird)	15
41. Ferien	13
42. Weihnachten	12
43. Kleinere gesetzliche Vergehen (im Straßenverkehr, verkehrswidriges Verhalten als Fußgänger, Ruhestörung u.s.w)	13

Quelle: Thomas Holmes und Richard Rahe: Holmes-Rahe Social Readjustment Rating Scale. Journal of Psychosomatic Research, 1967, 2

Hinweise zur Interpretation

0 bis 150 Punkte:

Ihre Stressbelastung ist gerade richtig, sie liegt noch im Bereich des Eu-Stresses. Gesundheitliche Schäden aufgrund von Stress sind bei Ihnen kaum zu befürchten.

151 bis 300 Punkte:

Wen Sie in diesem Punktbereich liegen, gefährdet zu viel Stress schon Ihre Gesundheit. Die Wahrscheinlichkeit, dass der Stress gesundheitliche Probleme bringt, liegt in diesem Bereich bei 51%. Sie sollten unbedingt einen Arzt aufsuchen und sich über Möglichkeiten des Stressabbaus - wie etwa das autogene Training - informieren.

über 301 Punkte:

In diesem Bereich ist das Risiko einer ernsthaften Erkrankung aufgrund der hohen Belastung durch Stress 80%! Haben Sie diese Punktzahl erreicht, müssen Sie unbedingt Ihren Arzt aufsuchen, da Ihre Gesundheit vermutlich schon ernstlich angegriffen ist. Ganz wichtig ist, dass Sie eine Methode für sich finden, den übermäßigen Stress abzubauen.

Schlaf Dich Fit!

Stressabbau durch Ruhen und Schlaf?

... weil Bewusstsein auch Traum ist!

Schlaf gehört wie die Nahrungsaufnahme zu den Grundbedürfnissen unseres Lebens. Nicht etwa ein Luxus bedeutet der Schlaf, dem wir uns täglich hingeben, sondern ein wichtiger Bestandteil unseres Fühlens und Erlebens auf größtenteils unbewussten Kanälen. Wie die meisten von uns wissen, bedeutet ein Mangel an gesundem Schlaf, dass wir reizbarer, konzentrationsgeschwächter und lethargischer werden können. Unsere Leistungsfähigkeit lässt schnell nach, kann sogar zu einer Gefahr werden. Ständiger Schlafentzug kann unser Verhalten erheblich ändern, zu Halluzinationen führen und ist mit Sicherheit auf Dauer krankheitsauslösend. Auch unser Schlaf hat einen eigenen Biorhythmus. In regelmäßigen Abständen gibt es Traumphasen, so genannte REM(rapid-eye-movements)-Phasen, die durch schnelle Augenbewegungen gekennzeichnet sind und etwa 20% der Gesamtschlafzeit aus-machen. Dieser harmonische Rhythmus von immer wiederkehrender Traumaktivität führt zu einer mentalen Harmonie, wobei das Gehirn nie tatenlos ist. Die linkshirnigen Aktivitäten des Tages sind nachts eher gedrosselt und die rechtshirnigen Aktivitäten, wie weiter oben bereits beschrieben, sind dafür zuständig, dass wir durch die inneren Filme, Träume und Wunschvorstellungen den Alltag und Vergangenes verarbeiten können. Das richtige Maß an Schlafquantum ist sicherlich individuell verschieden. Wissenschaftlich gesehen brauchen wir doch immer weniger Schlaf, je älter wir werden. Die innere Körperuhr, die auch den Schlaf steuert, hängt eng mit anderen Stoffwechselabläufen, hormonellen Regelungen usw. zusammen. Der Schlaf ist also nur eine andere Aktivität unseres Gehirns, die erforderlich ist. Etwa 80% der Schlafzeit sind Leicht- und Tiefschlaf. Danach folgen die periodischen Traumphasen, in denen unser Bewusstsein die Bewältigung von Problemen betreibt. Wenn auch der persönliche Biorhythmus höchst unterschiedlich ist, kann gesagt werden, dass etwa 6 1/2 Stunden Schlaf vom 20. bis zum 60. Lebensjahr ideal wären. Auch während gezielter Entspannungstechniken gelangen wir in eine Trance, vergleichbar mit den leichten Schlafphasen, in denen bereits Bilder aufsteigen und traumähnliche Zustände von vielen Menschen erreicht werden können. Während wir im Schlaf jedoch von der inneren Uhr unwillkürlich gesteuert werden, ist es uns bei den Entspannungstechniken, die wir tagsüber üben, möglich, unser Bewusstsein zu lenken. In einer Trance ist es also durchaus möglich, gezielt Bilder oder ganze Filme des Bewusstseins abzuspielen. Tun wir das unter der Zielrichtung eines positiven und optimistischen Bewusstseins, versetzt uns also auch ein Tagtraum in die Lage (wie im Schlaf, nur vielleicht sogar etwas intensiver), eine innere Harmonie, Stressabbau und Ausgeglichenheit zu erreichen. Bevor wir uns der bewussten Steuerung durch Entspannungstechniken zuwenden, noch einige Tipps für einen gesunden Schlaf bzw. zum Einschlafen:

Schlafhygiene -

ein erster Weg zur totalen Entspannung

Gestalten Sie Ihr Schlafzimmer immer so, dass Sie sich auch behaglich fühlen. Achten Sie auch auf Temperatur, Luftfeuchtigkeit, eine gesunde Matratze und Belüftung des Raumes.

Gehen Sie möglichst immer zur selben Zeit zu Bett, auch am Wochenende. Auch wenn Ausnahmen die Regel bestätigen, ist ein regelmäßiger Zyklus besser für unsere Schlafhygiene.

Folgen Sie auch tagsüber den Signalen Ihres Körpers und gönnen Sie sich Erholungsphasen, wenn Sie das Gefühl haben, dass Sie welche benötigen. Auch kurze Erholungsphasen von einigen Minuten Dauer können tagsüber sehr sinnvoll sein. Längere Schlafphasen am Tage sind eher ungünstig.

Essen Sie am Abend, beispielsweise nach 21.00 Uhr nichts Schweres, Fettes oder Scharfes mehr. Ihr Stoffwechsel wäre in den ersten Zyklen der Nacht zu aktiv beschäftigt und ein mentaler Entspannungszustand ist nicht gewährleistet.

Vermeiden Sie die abendliche Einnahme von Kaffee, Alkohol und Nikotin im Übermaß. Treiben Sie keinen Leistungssport am späten Abend.

Halten Sie möglichst keinen Mittagsschlaf, wenn Sie Ein- oder Durchschlafstörungen haben.

Nehmen Sie beruhigende oder Schlaf fördernde Medikamente nur in akuten Krisenzeiten ein, um eine Gewöhnung zu verhindern.

Ein länger (über 8 Wochen Dauer) gestörter Schlaf kann vielfältige Ursachen haben, die abgeklärt werden müssen. Von außen einwirkende Faktoren, wie zum Beispiel eine hohe Lärmbelästigung während der Nacht, Schichtarbeit oder zuviel Hektik und Stress während des Tages, aber auch Verstimmungszustände, Depressionen oder sonstige Probleme infolge unlösbar scheinender Schwierigkeiten am Arbeitsplatz oder in der Familie, können Schlafstörungen hervorrufen oder aufrecht halten. Darüber hinaus können schwere körperliche Leiden, wie beispielsweise Herz-Kreislauf-Erkrankungen oder chronische Schmerzzustände Ihre Nachtruhe nachhaltig beeinträchtigen. Aus diesem Grunde ist bei solchen schweren Schlafstörungen auch immer eine eingehende körperliche Untersuchung und Abklärung der möglichen Grunderkrankungen erforderlich. Dabei ist immer zu bedenken, dass von einer gelegentlich durchwachten Nacht keinerlei gesundheitliche Gefährdung ausgeht. Hält jedoch eine Schlafstörung längere Zeit an und verursacht auch tagsüber Beschwerden, ist eine intensive Untersuchung unter Einbezug nächtlicher Untersuchungen im Schlaflabor unerlässlich.

Die Sonderstellung des Träumens in den REM-Phasen ist für viele Menschen besonders faszinierend, da hier die neurophysiologischen und psychologischen Grundlagen der Psychosomatik durch unser Unterbewusstsein geformt, zum Ausdruck kommen. Was liegt also näher, als zu versuchen, Klarheit über den eigenen Traum zu erlangen, ihn zu deuten oder und ihn womöglich zu lenken? Die nachträgliche Interpretation unserer Träume ist vielleicht hier und da von psychologischem Interesse, um beispielsweise den Bedeutungsgehalt eigener Persönlichkeitsinhalte zu klären, andererseits wird ja bereits während des Erzählens und Interpretierens eine Verfälschung durch unser Wachbewusstsein herbeigeführt. Ein direktes Miterleben des Träumens wäre dagegen ideal, um ein positives Bewusstsein in Abhängigkeit von den im Gehirn gespeicherten Inhalten zu erlernen. Wir sprechen übrigens von einem luziden Träumen, wenn wir uns im Traum selbst bewusst sind, dass wir in diesem Augenblick einen Traum erleben. Dabei ist es für alle Menschen durchaus möglich "luzide" zu träumen. Dieses bewusste und lenkbare Träumen ist für viele von Ihnen sicherlich auch ein bekanntes Phänomen. Wenn wir unseren Kleinkindern beispielsweise eine schöne Geschichte vor dem Einschlafen erzählen oder mit geschlossenen Augen ein schönes Bild hervorrufen, ist dies nichts anderes. Wir können uns vor dem Einschlafen darauf konzentrieren, ein Thema mit in den Schlaf (mit in den Traum) zu nehmen. Die bewusste Reise durch eine Traumwelt ist dabei gelöst von Grenzen, die wir im Wachen haben. Zeit und Raum scheinen grenzenlos zu sein. Im Traum können wir dann Zeit und Ort überspringen und wechseln, Wunschvorstellungen versuchsweise visualisieren und Ähnliches. Es können Probelösungen (bei schwierigen Lebenssituationen) im Traum durchgeführt werden. Einerseits werden diese Traumvorstellungen gefühlsmäßig sehr viel stärker durchlebt, als wenn wir uns nur im Wachen Gedanken über Dinge machen, andererseits jedoch können sie jederzeit beiseite geschoben werden, da es "nur ein Traum ist". Dies kann auch die Basis schaffen für psychosomatische Heilungsprozesse und

Veränderungen der Lebensführung. Sie können im Traum einfach etwas ausprobieren, sich ausmalen und erleben. Tagsüber sind unsere Abgrenzungen auf psychischer und physischer Ebene sehr sinnvoll, zweckmäßig und sogar häufig unerlässlich, um im allgemeinen Tageserleben eine optimale Anpassung an die Umgebung zu gewährleisten. Nachts im Traum sind diese Grenzen geöffnet und noch sehr viel intensiver im luziden Traum. Ein sehr wichtiger kreativer Aspekt für die Gestaltung eines positiven Bewusstseins bei unserer Persönlichkeitsentfaltung. Aus der Literatur und nach wissenschaftlichen Erkenntnissen ist dies bereits bekannt, beispielsweise träumten viele Menschen im Zweiten Weltkrieg in den Konzentrationslagern nicht etwa etwas Schreckliches, sondern von Stränden, von Wärme und Wohlgefühlen. Es waren also Wunschträume, die die bittere Realität kompensieren sollten. Das Gehirn solcher Menschen schien also einen letzten Selbstheilungsprozess im Traum abrufen zu wollen, gleichsam um ein Gegenpol zu sein zur brutalen Realität.

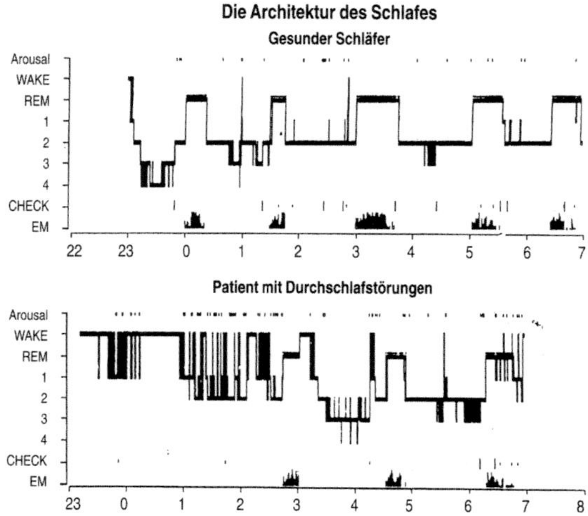

Positive Träume lenken - warum es funktioniert!

Gelenkte Träume sind die Geburtsstunde von positivem Bewusstsein

Wir sprechen deshalb vom luziden Träumen, weil wir uns in einem solchen geistigen Zustand völlig wach und klar (luzide = klar, hell) fühlen, gleichzeitig wissen wir, dass wir träumen. Phantasie und Wirklichkeit fließen grenzenlos zusammen, um in dem Chaos der neuronalen Vernetzung des Gehirns Ordnung zu schaffen. Aus neurophysiologischer Sicht ist ein luzider Traum ein hochaktiver Teil eines REM-Schlafes. Anders als im Wachzustand verarbeitet unser Gehirn die Sinneseindrücke mit anderem Schwerpunkt. 70% aller Menschen träumen sehend (gespeicherte Information aus der Sehrinde des Gehirns), 20% träumen hörend, danach folgen die Sinnesorgane wie Tastsinn, Geschmacks- und Geruchssinn. Die später beschriebenen Trancezustände verschiedener Entspannungstechniken und der Traum liegen also in ihrer Nutzbarkeit sehr dicht beieinander. Das luzide Träumen ist danach eine Steigerung des Traumerlebens und beinhaltet als Bewusstseinserweiterung die Steuerbarkeit des Traumablaufs zum Erreichen eines positiven Denkens im Wachen. Wenn also im Tagesgeschehen die Grenzen der Wahrnehmung geradezu erforderlich sind, um unser Bewusstsein optimal und positiv geordnet arbeiten zu lassen, bedeutet das Träumen im Biorhythmus der Nacht eine kreative Erweiterung und nicht nur eine allgemeine Erholung. Die einfachste und geniale Möglichkeit, ein positives Bewusstsein mit in den Schlaf zu nehmen, heißt also für Sie: Schlafen Sie mit einem schönen Gedanken und einem schönen Bild ein.

Tagesschläfrigkeit nach Epworth

Sehr geehrter Patient,

bei diesem Test geht es darum, herauszufinden, wie stark Sie unter der Tagesmüdigkeit leiden. Ihre Angaben beziehen sich auf die letzten Tage, auch wenn Sie unten angegebene Tätigkeiten nicht durchgeführt haben, antworten Sie bitte, wie hoch die Wahrscheinlichkeit gewesen wäre, einzunicken.

0 = dabei würde ich **nie** einnicken

1 = die Wahrscheinlichkeit ist eher sehr **gering**, dabei einzunicken

2 = die Wahrscheinlichkeit ist **mittelmäßig groß**, dabei einzunicken

3 = die Wahrscheinlichkeit ist **hoch**, dabei einzunicken

Tätigkeit	**Wahrscheinlichkeit, einzunicken**			
Sitzen oder lesen	0	1	2	3
Fernsehen	0	1	2	3
Ruhig sitzen in der Öffentlichkeit	0	1	2	3
1 Std. Mitfahrt im Auto ohne Pause	0	1	2	3
Sitzen und dabei mit jemandem ruhig sprechen	0	1	2	3
Ruhig sitzen nach einem Essen ohne Alkohol	0	1	2	3
Im Auto, bei einem mehrminütigen Halt im Straßenverkehr	0	1	2	3
Liegen am Nachmittag, um auszuruhen	0	1	2	3

Wenn Sie über 10 Punkte erreichen, sollten Sie sich schlafmedizinisch beraten bzw. behandeln lassen, da Sie ein so genanntes Schlafapnoesyndrom (SAS) haben könnten (= Schnarchen mit Atempausen)!

Träume als Insel der Gefühle mit Strandgut - Wirklichkeit als Leinwand

Im nächsten Schritt können Sie lernen, wo Ihre persönlichen Stärken und Schwächen liegen.

Test:
Welche Sinne benutzen Sie in Ihrem Bewusstsein?

Hilfe bei der Auswahl Ihres Entspannungsverfahrens!

Von entscheidender Bedeutung auf dem Weg zur inneren Entspannung dürfte die Frage sein, über welche Sinneskanäle Sie besonders empfänglich sind. Viele Menschen täuschen sich selbst und wissen gar nicht so genau, auf welche Reize sie mit bestimmten Sinnen reagieren. Entscheiden Sie sich bei jeder Frage für einen Buchstaben und addieren Sie die Häufigkeit. Unter dem von Ihnen am häufigsten gewählten Buchstaben können Sie dann eine Empfehlung nachlesen.

Bei der Partnerwahl hat mich am meisten beeindruckt:
a) die ausdrucksstarken Augen
b) die klangvolle Stimme
c) die Haut des Partners
d) die Geruchswahrnehmung

Im Urlaub sind mit am schönsten:
a) interessante Sehenswürdigkeiten
b) Menschen zu treffen, mit denen man sich gut versteht und mit denen man die Freizeit verbringt
c) Bewegung und packende Abenteuer während des Urlaubs

d) Zeit haben für Essen und Trinken

Das interessanteste Schulfach war für mich:
a) Kunst
b) Deutsch
c) Sport
d) Biologie

Stellen Sie sich mit geschlossenen Augen vor, vor einem großen Wasserfall zu stehen:
a) Am meisten faszinieren mich das Glitzern und die Wasserspiele des Wassers
b) Das Rauschen und die Töne des Wassers sprechen mich am meisten an
c) Am beeindruckendsten ist die Kraft des herabstürzenden Wassers
d) Die umgebende frische Luft, die das Atmen erleichtert, ist das Schönste

An anderen Menschen stört mich am meisten, wenn sie
a) für meine Begriffe völlig geschmacklos gekleidet sind
b) nie einen anderen zu Wort kommen lassen
c) einem zu eng auf die Pelle rücken
d) aufdringlich parfümiert sind

Zu einem richtig schönen Abendessen gehören für mich auf jeden Fall:
a) ein stilvolles Ambiente
b) das Drumherum wie z.B. die Musik
c) die netten Leute, mit denen ich zusammen bin
d) das außergewöhnlich geschmackvolle Essen

Unberührte Natur heißt für mich:
a) auf einer Wiese liegen und den Wolken zusehen
b) dem Geplätscher eines Gebirgsbaches zuhören
c) auf dem weichen Gras einer Wiese liegen und die Ruhe genießen
d) den Duft von frisch geschnittenem Heu in der Nase haben

Wenn Sie nach einem Arbeitstag besonders gestresst sind, brauchen Sie zur Entspannung am meisten:
a) ins Kino gehen und mich ablenken
b) ein Konzert hören
c) Tanzen und Bewegung
d) Essen, um abzuschalten

Wodurch, glauben Sie, lassen Sie sich am meisten beeinflussen?
a) durch eine außergewöhnliche Aufmachung und Kleidung des anderen
b) durch schmeichelnde Komplimente, die man Ihnen macht
c) durch zärtliche Berührungen
d) durch Ihr Lieblingsessen

Sie wollen sich ein neues Auto kaufen und sitzen darin. Was gefällt Ihnen am meisten?
a) die Farbe und die Lackierung des Autos
b) der Klang des Motors
c) die Straßenlage und das Fahrverhalten des Pkws
d) der neue Geruch der Polster o. ä.

Welche Sätze benutzen Sie typischerweise?
a) Das kann ich nicht einsehen.

b) Das verstehe ich überhaupt nicht.
c) Das begreife ich nicht.
d) Das stinkt zum Himmel.

Welche typischen Sätzen benutzen Sie zur Beurteilung von Situationen?
a) Das wirft ein schlechtes Licht auf die Sache.
b) Musst Du jetzt so laut sein?
c) Das kann ich nicht fassen.
d) Ich kann so etwas nicht riechen.

Um neue Dinge kennen zu lernen, benutze ich folgende Sätze häufig:
a) Ich muss mir erst mal einen Überblick verschaffen.
b) Das hört sich schon sehr gut an.
c) Diese Worte haben mich besonders berührt.
d) Das kann ich mir auf der Zunge zergehen lassen.

Bitte addieren Sie die jeweiligen Buchstaben, die Sie angekreuzt haben; unter dem Buchstaben, den Sie am häufigsten gewählt haben, können Sie Ihren Typ feststellen.

A-Typ: Wie Sie sicherlich schon bei der Beantwortung der Fragen festgestellt haben, nehmen Sie die Welt in erster Linie über die Augen wahr und denken überwiegend in Bildern. Erst wenn Sie alle optischen Eindrücke Ihrer Umgebung verarbeitet haben, setzen Sie andere Sinnesorgane ein. Sie sind also schwerpunktmäßig an bildhafte Beschreibungen gebunden, die Ihnen mehr sagen als viele Worte. Das bedeutet auch, dass alles Sichtbare wie Form und Farben sich besonders gut bei Ihnen einprägt. Seien Sie jedoch auch kritisch, da auch scheinbar Ihre Partnerbeziehung davon abhängt, wie das Erscheinungsbild des Partners auf Sie wirkt. Äußere Attraktivität wird dann für Sie der entscheidende Auslöser. Insgesamt können Sie davon ausgehen, dass Sie ein visueller Wahrnehmungstyp sind, so dass Sie beispielsweise auch bei Lernprozessen stets mit optisch aufbereiteten Stoffen und Hilfen arbeiten sollten. Über gelesene Worte werden sie weniger erfolgreich sein als über optische Eindrücke. Auf dem Weg zum Erfolg der Entspannung sollten Sie sich überlegen, ob Mittel wie das Mind-Mapping eine Hilfe für Sie sein könnten. Als Entspannungsverfahren könnten Sie Phantasiereisen und das autogene Training sowie Biofeedbackverfahren wählen.

B-Typ: Sicher haben Sie festgestellt, dass Sie vornehmlich über Hör- bzw. akustische Wahrnehmungen Ihr Bewusstsein einspeichern. Von großem Reiz sind also akustische Signale, seien es Geräusche, Worte oder Musik. Das bedeutet nichts anderes, als dass Ihre innere Aufmerksamkeit immer der Sprache gewidmet ist. Deshalb scheint es Ihnen auch wichtig zu sein, wie man etwas sagt, und nicht nur, was man sagt. Für Partnerschaften bedeutet das bei Ihnen, dass ein regelmäßiger Dialog und die sprachliche Auseinandersetzung dazugehören. Nichts wäre für Sie trauriger zu bewerten als das Schweigen. Als akustischer Wahrnehmungstyp lernen Sie am erfolgreichsten, wenn die wichtigsten Informationen akustisch vermittelt werden. Als Entspannungsverfahren empfehle ich Ihnen Phantasiereisen mit Musik, Biofeedback.

C-Typ: Sie sind ein Wahrnehmungstyp, der die Bewusstseinssignale vornehmlich über Berührung verarbeitet. Erst ein intensiver körperlicher Kontakt zu den Dingen bringt Ihnen die Welt und die Erfahrung darüber näher.

Um etwas wirklich zu begreifen, müssen Sie es erst einmal körperlich erfasst haben. Wenn eine körperliche Auseinandersetzung mit Menschen oder Dingen fehlt, fällt es Ihnen besonders schwer, Kontakt aufzunehmen. Innerhalb von Partnerbeziehungen bedeutet das für Sie, dass Sie eine intensive körperliche Nähe fühlen wollen. Geborgenheit bedeutet demnach, dass Sie inneres Erleben und Fühlen über die Hände und die Haut aufnehmen können. Der Rhythmus und die Bewegung sowie der Kontakt zu Dingen könnte bei Ihnen das Lernen erleichtern. Vielleicht haben Sie auch schon mal festgestellt, dass Sie beim Lernen im Zimmer umhergehen, um schneller und leichter lernen zu können. Bezüglich der Entspannung kann ich Ihnen empfehlen, autogenes Training, Phantasiereisen oder aber auch Tai Chi als wertvolle Hilfe kennen zu lernen.

D-Typ: Sie sind ein so genannter euphaktorischer, also ein Riech-Wahrnehmungstyp. Geruch und Geschmack sind Ihnen besonders wichtig, um Botschaften an Ihr Gehirn weiterzuleiten. Sie spüren also die Welt um sich herum im wahrsten Sinne über Ihre Nase, erst danach vertrauen Sie Ihren anderen Sinneseindrücken. Typischerweise reagieren Sie in partnerschaftlichen Fragen in erster Linie über die Nase. Geruch und Geschmack scheinen hier der entscheidende Faktor zu sein. Bezüglich ihrer Lernbereitschaft könnte das bedeuten, dass sie besonders gut lernen und arbeiten können in einer Umgebung, in der Sie für angenehmen Duft sorgen. Als Entspannungsmethode empfehle ich Ihnen autogenes Training, Atementspannung und Phantasiereisen.

Auch wenn Sie bereits vorher ahnten oder wussten, welchen typischen Sinneseindrücken Sie besonders nahe stehen, hat Ihnen der Test vielleicht geholfen, noch einmal vertieft darüber zu reflektieren, wie Sie aus diesem Wissen heraus tatsächlich den Alltag optimal gestalten können und diese positiven Zugangsebenen nutzen und gleichzeitig auch die kritischen Fehleinschätzungen, die möglich sind, an richtiger Stelle vermeiden.

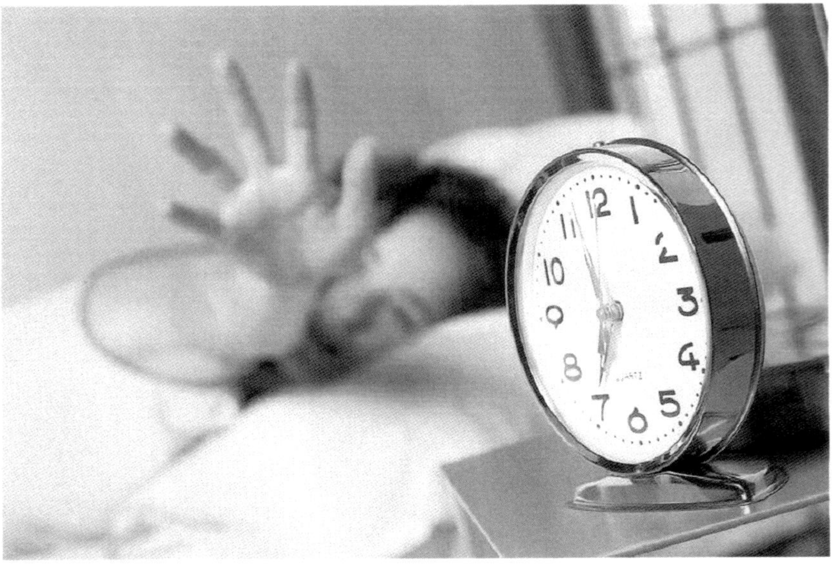

Test: Wie werde ich mit Spannungen fertig?

Um sich vertieft Gedanken darüber zu machen, wie wir in bestimmten Lebenssituationen reagieren, können Sie die folgenden drei Kategorien beantworten. (Unter den **A-**, **B-**, **C-**Fragen einfach die addieren, die mit "*Ja*" beantwortet wurden und unter dem Buchstaben nachschauen, bei dem Sie die meisten Punkte gesammelt haben).

A-Fragen:

1. Wenn ich mit Menschen zusammen bin, rede ich häufig schneller und lauter als die anderen:
   Ja **Nein**
2. In Gesprächen beziehe ich schnell etwas auf mich:
   Ja **Nein**
3. Ich fühle mich häufig innerlich gehetzt und getrieben:
   Ja **Nein**
4. Ich neige häufig dazu, anderen ins Wort zu fallen:
   Ja **Nein**
5. Ich ertappe mich häufig dabei, dass ich mit einem Bein oder einem anderen Körperteil wippe:
   Ja **Nein**
6. Es setzt mich häufig unter Druck, wenn in Gesprächen mit anderen Menschen Pausen entstehen:
   Ja **Nein**
7. Wenn mir nicht auf Anhieb etwas gelingt, reagiere ich gereizt:
   Ja **Nein**

B-Fragen:

1. Wenn ich mit anderen Menschen zusammen bin, die sehr aufgeregt sind, überfällt mich eher bleierne Müdigkeit:
   Ja **Nein**
2. Ich kann mich allgemein nur schwer zu etwas aufraffen:
   Ja **Nein**
3. Man sieht es mir fast nie an, wenn es mir wirklich gut geht:
   Ja **Nein**
4. Andere Menschen halten mich häufig für gleichgültig:
   Ja **Nein**
5. Ich kann häufig, nahezu gleichgültig in welcher Situation, einschlafen und mich kaum konzentrieren:
   Ja **Nein**
6. Ich hänge häufig meinen Gedanken nach und merke dabei gar nicht, worum es überhaupt um mich herum geht:
   Ja **Nein**
7. Ich fühle mich häufig grundlos erschöpft, ausgelaugt und antriebslos:
   Ja **Nein**

C-Fragen:

1. Ich bin häufig in Hochstimmung und möchte vieles verwirklichen, was ich um mich herum sehe:
   Ja **Nein**
2. Manchmal bin ich so überglücklich, dass ich am liebsten singen und herumspringen möchte:
   Ja **Nein**

4. Von Zeit zu Zeit bin ich innerlich so gut gelaunt, dass ich die Nächte durchmachen könnte:
   Ja **Nein**
5. Wenn ich sehr gut in Form bin, kann ich alle Menschen um mich herum unterhalten:
   Ja **Nein**
6. Häufig bin ich innerlich so aufgedreht, dass ich abends hellwach im Bett liege und nicht einschlafen kann:
   Ja **Nein**
7. Manchmal spüre ich meine Grenzen nicht oder habe sie zu spät bemerkt:
   Ja **Nein**

Aus den oben beantworteten Fragen können Sie erkennen, zu welchem grundsätzlichen Typus Sie gehören, wie Sie mit Spannungen umgehen. Sicher habe Sie auch schon längst bemerkt, dass es um grundsätzlich verschiedene Verhaltensweisen geht, mit Spannungen umzugehen. Wenn Sie die meisten Fragen unter dem Typ A positiv beantwortet haben, sollten Sie Folgendes beachten:
Die **Typ-A-Fragen** bedeuten, dass Sie nahezu ständig unter einer inneren Spannung leiden, auch wenn Sie diese Spannung nicht immer bewusst an sich feststellen können. Sie fühlen sich wohl leider nur sehr selten wohl und ausgeglichen. Gleichzeitig bedeutet das für Sie, dass sie zu dem Menschentyp gehören, der Spannungen nicht besonders gut ertragen kann. Situationen, die im Allgemeinen mit einem Spannungsanstieg verbunden sind, bedeuten für Sie daher größere Probleme als bei anderen Menschen. Anstatt sich dann zu beruhigen, geraten Sie immer stärker unter Spannung und merken dann nicht, dass sich die anderen schon längst zurückgezogen haben. Auch wenn es nach außen nicht so scheint, könnte es sein, dass Sie

zwischenmenschliche Kontakte eher vermeiden. Lassen Sie doch einmal andere einfach näher an sich heran und gehen Sie auf Sie ein.

Wenn Sie die meisten Punkte bei den **Typ-B-Fragen** positiv beantwortet haben, sollten Sie beachten:
Ihre gesamte Energie wird dafür verwandt, dass Sie keine Spannungen aufkommen lassen. Die Folgen dieses unbewussten Kraftaktes bedeuten für Sie Antriebslosigkeit, Lustlosigkeit, vielleicht sogar depressive Gefühle. Nach außen hin wirken Sie zwar innerlich ruhig, distanziert und unbewegt, innerlich sind Sie jedoch aus dem Gleichgewicht geraten, weil Sie alles, was Sie in irgendeiner Weise erregen könnte, abwehren müssen. Leider büßen Sie dabei auch einen großen Teil Ihrer Lebendigkeit, Ihrer Kreativität und Lebensfreude ein. Als Folge bedeutet das, dass Sie innerlich gelähmt sind. Lassen Sie doch einfach einmal Spannungen zu. Sie können damit Ihre Lebensqualität erhöhen.

Wenn Sie zum **Typ C** gehören und die meisten Fragen hier positiv beantwortet haben, sollten Sie beachten:
Sie gehören wohl zu den Menschen, die Spannungen uneingeschränkt zulassen, sich sogar damit wohl fühlen. In der Regel sind Sie quasi ein "Hans Dampf in allen Gassen". Leider kann man Sie kaum bremsen, wenn Sie in voller Fahrt sind, weil Sie dann wie aufgezogen sind und nur sehr schlecht auf andere Menschen eingehen können. Vielleicht übersehen Sie sogar dabei, dass Sie den Bogen überspannen und ein Problem für Ihre Mitmenschen darstellen können. Häufig können Ihre Mitmenschen nur Publikum für Sie darstellen. Wirklich enge Beziehungen scheinen dann für Sie weniger möglich zu sein.

Auch wenn Sie es vielleicht nicht wahrhaben wollen, Sie sind dann so aufgeregt, dass Sie kaum jemanden an sich heranlassen können. Gerade Sie sollten überlegen, ob Ihnen von Zeit zu Zeit eine Entspannung nicht gut tun könnte.

Vielleicht haben Ihnen die Fragen dazu verholfen, sich bewusst zu werden, dass eine innerlich hohe Erregung sich häufig in ungerichteter Aktivität, Nervosität, Ängstlichkeit, Schreckhaftigkeit und Ruhelosigkeit widerspiegelt. Innere Spannungen eines Menschen übertragen sich jedoch leicht auf sein Umfeld. Nachteil hierbei ist, dass eine solche Ruhe- und Rastlosigkeit zu Hektik und Durcheinander in der Umwelt führt. Man muss allerdings unterscheiden, ob es sich um akute, vorübergehende oder chronische Spannungszustände handelt, weil hierunter sich vielleicht auch in der Vergangenheit ungelöste psychische Konflikte widerspiegeln können. Spannungserhöhungen sind dabei durchaus normal und für jeden Menschen im Leben unvermeidbar. Wo kommt es nicht einmal zu einer ambivalenten Grundhaltung, wo zwei Wünsche nebeneinander stehen und Sie im Konflikt sind, sich für einen entscheiden zu müssen. Kommt es dann zu keiner Spannungsabfuhr, also zur Lösung eines Konfliktes, können solche innerlich erhöhten Spannungen auch zur Verdrängung auf einer anderen Ebene führen, beispielsweise zu Aggressionen, die dann ihre Ursache in dem ungelösten Konflikt haben. Die seelisch-körperlichen Auswirkungen liegen auf der Hand: psychosomatische Erkrankungen können nämlich durch chronische Spannungszustände genauso wie erhöhter Stress ausgelöst werden. Um diese krankhaften organischen Veränderungen jedoch zu verhindern, sollten Sie dann ernsthaft versuchen, diese Spannungen aufzuspüren, um sie aufzulösen. Bedenken Sie auch, dass erhöhte Spannungen und Stress einen Hemmschuh im täglichen Ablauf bedeuten. Eine erhöhte Angetriebenheit, schnelles, lautes Reden beispielsweise, Fahrigkeit in den Bewegungen, Zerstreutheit und Vergesslichkeit könnten hier Symptome sein, die Sie behindern. Jedoch ist auch die umgekehrte Reaktion keine Lösung: Wie gelähmt zu reagieren, bedeutet dann nur einen Fluchtreflex. Suchen Sie sich einen Mittelweg, um die richtige "Wohlspannung" zu suchen, die Ihnen Kreativität und die Balance garantiert, um die Dinge des Alltags optimal zu lösen und dabei eine innere Befriedigung zu erreichen. Damit befinden sich dann auch die vegetativen Abläufe von Sympathikus und Parasympathikus im Gleichgewicht.

Sympathikus	Organ	Parasympathikus
Aktivierung, Erhöhung der Herzschlagfrequenz	**Herz**	Beruhigung, Herabsetzung der Herzschlagfrequenz
Verengung der Blutgefäße, Blutdruckanstieg	**Blutgefäße**	Erweiterung der Blutgefäße (Erschlaffung), Blutdruckabfall
Erschlaffung der Blasenmuskulatur, Entleerung	**Blase**	Aktivierung der Blasenmuskulatur, Verschluß der Blase
Verengung der Bronchien	**Augen**	Erweiterung der Pupillen
Erweiterung der Pupillen	**Bronchien**	Erweiterung der Bronchien
Erschlaffung, Entspannung der Darmmuskulatur	**Darm**	Aktivierung der Darmmuskulatur, Verdauung
Aktivierung der Schweißdrüsen	**Schweißdrüsen**	eher hemmend
Aktivierung und Produktion von -Streßhormonen-, die den Körper in Alarmbereitschaft versetzen	**Nebennieren**	eher hemmend

Die Wirkung des sympathischen und parasympathischen Teilsystems auf verschiedene Körperfunktionen

Praktischer Teil

Suggestive Übungen zur Entspannung

Hirntraining: Voraussetzung für positives Denken und Handeln

Praktische kleine mentale Übungen übertreffen jede theoretische Grundlage. Aus diesem Grunde habe ich Ihnen im Folgenden zwei Möglichkeiten dargestellt, die Ihnen helfen, die rechte Gehirnhälfte ein wenig zu fördern. Trainieren Sie die suggestiven Möglichkeiten der grauen Zellen. Es kann Sie kreativer machen und vor allem macht es auch noch Spaß auf diese Art und Weise zu entspannen:

Malen Sie sich ein geistiges Bild, indem Sie mehrfach pro Woche die Worte der unten aufgeführten Liste mit einbeziehen. Lesen Sie sich die Liste zweimal hintereinander durch, dann schließen Sie die Augen und versuchen Sie ein inneres geistiges Bild davon zu entwerfen (keine Handlung, keine Erinnerung an den letzten Urlaub oder Ähnliches, sondern nur ein "stehendes Bild in der Vorstellung"). Versuchen Sie dabei die Einzelheiten aus der Liste im Geist mit einzubeziehen. Wenn Sie eine davon vergessen, ist das nicht weiter schlimm. Achten Sie jedoch auf Farben, Ihre Gefühlsstimmung dabei, auf die Formen oder auf Gerüche, die Sie sich dabei vorstellen.

Suggestionsliste:

- *grüne Wiese mit Mohnblumen*
- *blühender Baum im Sonnenschein*
- *Schmetterlinge*
- *Vogelgezwitscher*
- *blauer Himmel mit Wolken, die sich verändern*
- *ein Bach, der plätschert und auf dessen Grund Sie sehen.*

Wenn Sie Spaß an dieser kleinen Übung haben, verinnerlichen Sie täglich für etwa 10 bis 15 Minuten eines der Bilder in entspannter Köperhaltung. Legen Sie sich dazu auf den Teppich, vielleicht mit einem Kissen unter dem Kopf und sorgen dafür, dass Sie in der Zeit keiner stören kann. Durch die folgende kleine weitere Übung können Sie diese stehenden Bilder aus der oben genannten Übung noch durch Handlungsabläufe ergänzen:

Drehen Sie eine kleine Filmszene in Ihrem Kopf, eine Szene mit Happyend, die folgende Elemente beinhalten sollte:

- *ein aufziehendes Gewitter aus der Ferne*
- *prasselnder Regen in einer Pfütze auf einem Weg*
- *Hundegebell aus der Ferne*
- *Vorbeifahrt eines Autos*
- *das Knarren einer Tür und das vorsichtige "Ins-Schloss-Fallen"*
- *Vogelgesang über einer Blumenwiese im Sommer*

Auch bei dieser Übung kommt es nicht unbedingt darauf an, alle Einzelheiten der Liste mit einzubeziehen. Vielmehr trainieren Sie die geistigen Fähigkeiten und assoziativ-kreativen Möglichkeiten Ihres Gehirns, wenn Sie diese kleinen Bilder oder Szenen in Ihre Entspannungstechniken integrieren. Beispielsweise können Sie die oben genannten Bilder oder Handlungen in das autogene Training integrieren, um die Entspannung noch zu intensivieren. Erinnerungen werden dabei aus Ihrem Gehirn wachgerufen, aber auch neue Phantasien, die sich damit vermischen. Im Übrigen trainieren Sie hierbei auch die visuellen Fähigkeiten, die Ihnen letztendlich dazu verhelfen, die Wahrnehmung über Ihre Sinnesorgane (Sehen, Hören, Riechen, Schmecken) nach einigen Monaten zu intensivieren.

Atmung und Seele -

der Schlüssel zu jeder Selbstentspannung

Fitness für die Seele ist eng mit dem körperlich-seelischen Befinden und der Atmung verbunden. Es ist dabei völlig natürlich, dass sich in unserer Atmung, teils völlig unbewusst, unsere geistige Verfassung wie auch die körperliche widerspiegelt. Atem bedeutet Leben und es ist daher kein Wunder, dass Patienten, die an schweren Atemstörungen leiden, Angst und Panik empfinden. Emotionale Zustände und die Form der Atmung (Atemverhalten) kann man nicht voneinander trennen. Sind wir beispielsweise nervös, atmen wir rasch und oberflächlich. Sind wir unruhig und erregt, halten wir häufig den Atem an, wir atmen unregelmäßiger, a-rhythmischer. Als positive Atmung kann angesehen werden, wenn wir etwas langsamer, tief und rhythmisch den eigenen Atemrhythmus empfinden können. Dann befinden sich Seele und Körper und Atmung in völliger Harmonie. Die Atmung wird als wichtigste psycho-vegetativ gesteuerte Funktion im Atemzentrum (Hirnstammbereich) in der so genannten Medulla oblongata lokalisiert. Diese zentrale Stelle im Gehirn ist ausschlaggebend dafür, dass die Atmung eine entscheidende Funktion bei allen anderen vegetativen Vorgängen des Körpers darstellt. In der Atmung spiegelt sich unsere Seele-Körper-Balance wieder. Umgekehrt führen auch sämtliche Reize von außen zu Veränderungen des Atemrhythmus. Für jede körperliche Bewegung, für jede emotionale Ausgangslage oder geistige Verfassung ergibt sich ein entsprechendes verändertes Atemmuster. Dabei ist die Atemregulation häufig völlig unbewusst, wir müssen uns also glücklicherweise nicht darauf konzentrieren, wie unsere Atmung gesteuert wird. Viele Menschen erkennen die subtile Wechselwirkung zwischen Körper, Geist und Atmung zum ersten Mal, wenn sie erkranken. So werden wir oft erst durch die behinderte Nasenatmung während einer Erkältung daran erinnert, dass unsere natürliche Ein- und Ausatmung behindert ist. Die Atmung stellt also in jeder Lebenssituation einen Spiegel unserer Seele dar, auch ohne dass wir uns dieser Tatsache bewusst sein müssen. So ist es auch nicht verwunderlich, dass bestimmte Atemübungen nicht nur für den allgemeinen Zustand sehr positiv sind, sondern dass sie auch bei bestimmten Krankheiten gezielt eingesetzt werden können, um lindernd und heilend zu wirken. Also sollten wir aus medizinischer Sicht nicht von einer Atemtechnik oder von einer gezielten aktiven Beeinflussung der Atmung sprechen. Ein aktives Eingreifen in den natürlichen Atemablauf kann auch Fehlreaktionen hervorrufen, die dann ebenfalls eher als bleibende Störung gespeichert wird. Vielleicht probieren Sie einfach einmal aus, wie Ihnen eine kleine Atemübung bereits eine milde Entspannung geben kann.

Eine kleine Atemübung

Probieren Sie es doch einfach einmal aus: Legen Sie sich ganz entspannt auf den Boden, die Beine dabei leicht spreizen, die Fußspitzen nach außen und die Arme leicht vom Körper abgewinkelt. In dieser Entspannungslage können wir unsere Atmung als vegetative selbst ablaufende Funktion der Bauchatmung erleben. Wie wir es etwa bei einem schlafenden Kind betrachten, können wir bei dieser Ruheatmung - im Wachzustand - die gleichmäßigen Bewegungen unseres Bauches wahrnehmen. Stehend oder unter leichter Anspannung anderer Muskelgruppen des Körpers atmen wir normalerweise mehr über unsere Brustmuskulatur. Wir sprechen bei den verschiedenen Atemmustern heute ganz allgemein von Atemverhalten, da sich in unserem Atemrhythmus teils bewusst, teils unbewusst, Ausdrucksformen unserer Gefühle widerspiegeln.

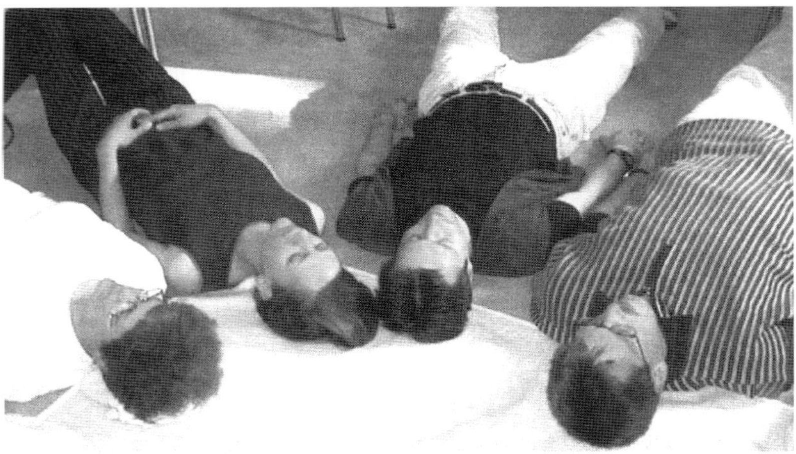

Die Muskelentspannung nach Jacobsen -

intensive körperliche Wahrnehmung über Muskelanspannung und Muskelentspannung

Mit der Muskelentspannung nach Jacobsen wird eine allgemeine Entspannung der Muskeln herbeigeführt, indem einzelne Muskelgruppen nacheinander angespannt und danach entspannt werden. Dabei bleibt es nicht allein bei einer muskulären Entspannung, sondern es stellt sich ein allgemein angenehmes Körpergefühl der Ausgeglichenheit und des Wohlbefindens ein. Vornehmlich durch die Wahrnehmung der Unterschiede zwischen einer Anspannung und einer Entspannung der Muskelgruppen kann es bei vielen Menschen, die sonst keinen Zugang zu anderen mentalen Entspannungstechniken haben, zu einer gesteigerten Körperwahrnehmung und zu einer wirklichen Entspannung kommen. Die Methode ist allgemein bekannt als progressive Muskelentspannung. Wenn wir Stress ausgesetzt sind, spannen sich unsere Muskeln an. Die Jacobsen Muskelentspannung ist eine Methode die hilft, Spannungen zu erkennen und zu lösen. Ein weiteres Ziel der Übungen ist es, die wichtigsten Muskelgruppen im Körper zu entspannen um eine Gesamtentspannung zu erreichen. Vor der bewussten muskulären Entspannung - wird langsam eine Steigerung der Anspannung durchgeführt: Sie erhöhen bei den später aufgeführten Übungen also stufenweise die Anspannung (zählen Sie beispielsweise langsam bis vier) und lassen dann locker, um den Unterschied zu registrieren. Die langsame Steigerung der Anspannung bei bestimmten Muskelgruppen und deren

Wahrnehmung soll etwa ein Drittel der Zeit in Anspruch nehmen, die Entspannung soll dann zwei Drittel der jeweiligen Zeit andauern. Dies bedeutet dann nichts anderes, als dass etwa fünf Sekunden eine Muskelanspannung erfolgt, danach entsprechend etwa zehn Sekunden eine Muskelentspannung. Unser Gehirn speichert dann diesen Eindruck der unterschiedlichen Wahrnehmung, so dass Sie nach einigen Wochen Training in alltäglichen Situationen die körperlichen Signale der Anspannung registrieren und abbauen können. Unser Bewusstsein wird durch diese Übungen positiv sensibilisiert, um schneller eine Anspannung abbauen zu können. Die Übungen der Muskelentspannung nach Jacobsen sollten täglich für einige Minuten durchgeführt werden. Auch hierbei sollte sie keiner stören, da Sie sich ganz auf der Körper-Seele-Ebene befinden und sich wohl fühlen sollen. Eigentlich benutze ich häufig den Begriff einer "Wohlspannung", der auch besser zu verstehen ist als eine "allgemeine Entspannung", weil wir davon ausgehen, dass jeder Mensch auf einem anderen Niveau eine Ausgeglichenheit der körperlich-seelischen Entspannung empfindet wie oben bereits beschrieben. Im Folgenden stelle ich Ihnen jetzt eine typische kurze Übung des Jakobsen-Entspannungs-Trainings dar, die Sie auch zu Hause einüben können. Voraussetzung ist jedoch dabei, dass Sie sich auf den Rücken legen, die Augen schließen und einen Augenblick darauf achten, dass Ihr gesamter Körper vorentspannt ist und dass Ihre Atmung ruhig und regelmäßig geht.

o Sie legen sich also auf den Boden und machen es sich bequem. Konzentrieren Sie sich jetzt darauf, wie sich Ihr

Körper anfühlt und beachten Sie jede Änderung.

- Sie ballen beide Fäuste, zählen langsam bis vier und erhöhen dabei langsam die Anspannung. Dann lassen Sie wieder los und spüren die Entspannung (etwa 5-10 Sek.). Achten Sie dabei auf eine ruhige und regelmäßige Atmung. Diese Übung sollte zwei- bis dreimal wiederholt werden, dann gehen Sie zur nächsten Übung weiter.

- Beugen Sie die Ellenbogen, pressen Sie Ihre Unterarme an die Oberarme. Erhöhen Sie die Spannung wieder langsam bis vier, lassen Sie dann los und spüren Sie den Gegensatz. Auch diese Übung sollten Sie etwa zweimal wiederholen.

- Strecken Sie die Arme aus und drücken Sie sie flach auf die Unterlage. Die Spannung langsam wieder erhöhen und loslassen. Achten Sie auch bei dieser Übung auf die Atmung, die ruhig und regelmäßig bleiben soll.

- Atmen Sie nun aus und ziehen Sie den Bauch ein, so dass er hart wird. Erhöhen Sie die Anspannung der Bauchmuskulatur und lassen wieder allmählich los. Atmen Sie ruhig und regelmäßig dabei. Auch diese Übung sollte zweimal wiederholt werden, eventuell auch öfter, da diese Atemübung eine sehr wichtige Technik ist.

- Spannen Sie Ihr Gesäß an. Drücken Sie die Oberschenkel und die Beine flach auf den Boden. Dabei pressen Sie die Fersen und die Waden ebenfalls fest auf den Boden. Erhöhen Sie jetzt die Anspannung wieder bis vier und lassen Sie wieder los. Die Übung sollte ebenfalls zweimal wiederholt werden.

- Nun achten Sie noch einmal ohne Anspannung auf die ruhige und gleichmäßige Atmung und spüren etwa eine Viertelminute lang die ganzkörperliche Entspannung, die sich einstellt. Dann, ähnlich wie beim autogenen Training, holen Sie kurz tief Luft, spannen die Arme kurz an und lösen sie wieder. Sie warten noch einige Sekunden mit geschlossenen Augen, dann können Sie wieder aufstehen.

Wenn Sie diese kurze Übung für Arme, Bauch, Gesäß und vor allem auch für die Atmung täglich anwenden, haben Sie sich eine Möglichkeit geschaffen, Ihre Körperwahrnehmung zu trainieren und allgemeine Anspannungen auch in anderen Situationen am Tage schneller abzubauen.

Allgemeine Entspannung von Muskeln und der Einbezug des Atemrhythmus sind besonders wichtig, weil sie nicht nur während der Jacobsen-Muskelentspannung, sondern auch bei anderen Übungen der wesentliche Bestandteil, sozusagen der zentrale Punkt für eine gesamtkörperliche Entspannung darstellen.

Warum bei allen Entspannungsverfahren die Atmung so wichtig ist!

Die Atmung ist der Spiegel unserer Psychosomatik

Ganz einfach, beim Einatmen nehmen wir den Sauerstoff aus der Luft auf, der Energie bereitstellt. Beim Ausatmen stoßen wir dabei Kohlendioxyd aus. Es ist wichtig, dass die beiden Gase im Körper im Gleichgewicht stehen. Ist dies nicht der Fall, leidet man unter verschiedenen Symptomen, unter anderem unter erhöhter Anspannung und Ängstlichkeit (Wie bei dem so genannten Hyperventilationssyndrom). Wir atmen unbewusst, nehmen ohne nachzudenken die nötige Menge an Sauerstoff ganz automatisch auf. Probleme treten immer nur dann auf, wenn wir zu wenig Kohlendioxyd im Blut haben. Viele Menschen atmen bei Stress unbewusst nicht tief bzw. gleichmäßig genug, sondern atmen oberflächlich und flach in den Brustkorb hinein. Richtiges Atmen sollte ausgewogen tief sein und Bewegungen bis hinunter in den Bauch erfordern. Bei allen Entspannungsübungen des autogenen Trainings, bei der Muskelentspannung oder während des Schlafes wird die Atmung stets langsamer und gleichmäßiger in ihrem Rhythmus. Der Körper braucht nicht so viel "Arbeit" und fühlt sich ausgeruht und entspannt. Ruheatmung, meistens Bauchatmung, ist gleichbedeutend mit angenehmer tiefer allgemeiner Entspannung.

Ein wichtiger Punkt ist dabei die passive gedankliche Registrierung der Bewegung der Atmung in Brust- und Bauchbereich bei den jeweiligen Entspannungsübungen.

Die Verlangsamung der Atemfrequenz soll nicht etwa durch aktives Luftanhalten, pressen oder tiefer atmen provoziert werden. Leider kennen wir häufig die umgekehrte Situation, nämlich dass sich die Atmung verändert wenn wir aufgeregt sind oder unter Stress leiden. Sie wird dann oberflächlich und hastig und wir schnappen nach Luft und seufzen schließlich tief oder atmen stark aus. Dies sind ganz normale Reaktionen. Wenn sie allerdings zu oft vorkommen, kann dieses Atmen jedoch zu einer unbewussten Gewohnheit werden und eventuell sogar zu einer Hyperventilation (Überatmung) führen. Der Körper stößt dann zu viel Kohlendioxyd aus und sein Gashaushalt wird aus dem Gleichgewicht gebracht. Hyperventilation kann verschiedene Symptome verursachen, auch das Einschlafen von Körperteilen, Kribbelgefühle, Schwindel und Ohnmachtgefühle. Diese Erscheinungen vergrößern dann noch den Stress, er führt zur weiteren Hyperventilation usw., so dass ein negativer Regelkreis, meist anfänglich unbewusst in Gang gesetzt wird, ein Teufelskreis entsteht. Der Betroffene selbst ist kaum in der Lage, etwas dagegen zu tun. Erste Hilfe: in eine Tüte atmen, um die relative Sauerstoffmenge zu verringern. Es ist daher medizinisch sehr sinnvoll, eine Ruheatmung durch die Entspannungstechniken zu erlernen.

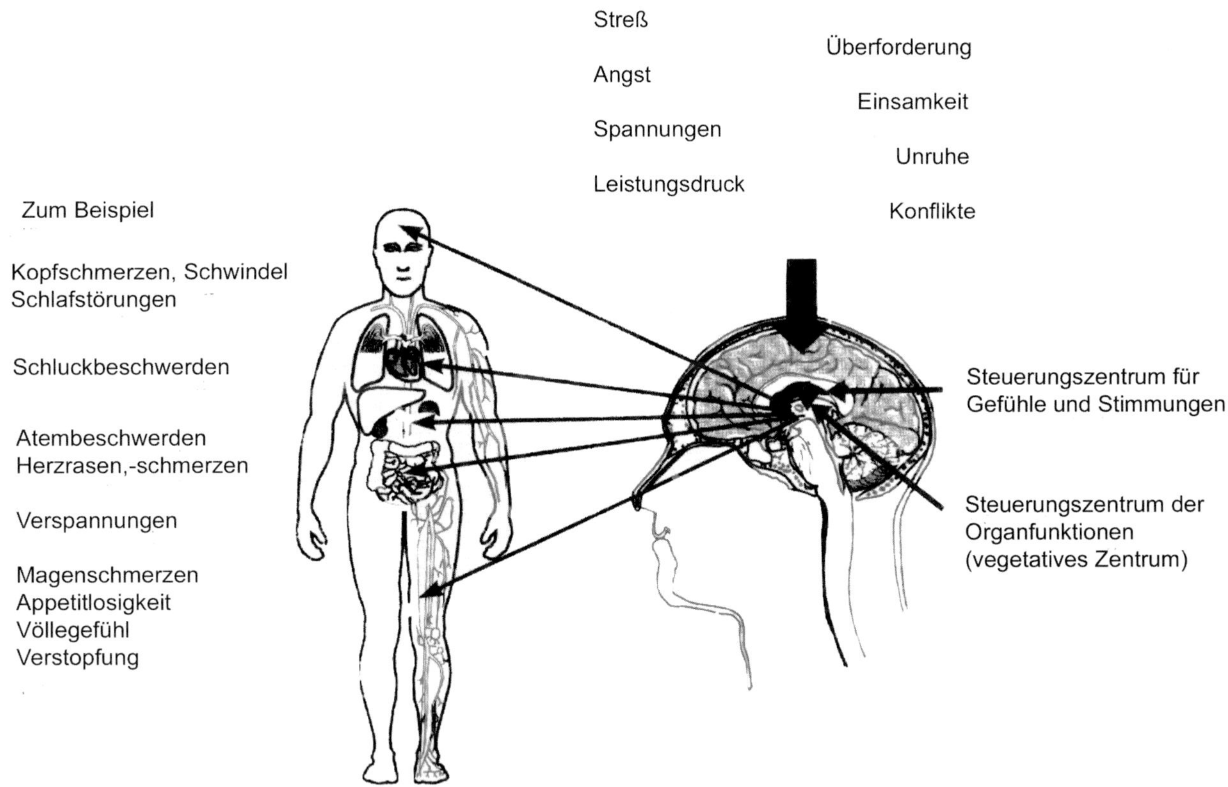
Streß
Angst
Spannungen
Leistungsdruck
Überforderung
Einsamkeit
Unruhe
Konflikte
Zum Beispiel
Kopfschmerzen, Schwindel
Schlafstörungen
Schluckbeschwerden
Atembeschwerden
Herzrasen,-schmerzen
Verspannungen
Magenschmerzen
Appetitlosigkeit
Völlegefühl
Verstopfung
Steuerungszentrum für Gefühle und Stimmungen
Steuerungszentrum der Organfunktionen (vegetatives Zentrum)

Biofeedback: Positives Bewusstsein ist trainierbar -

Geräte fördern schnellere Wahrnehmung und Lernen -

Feed Forward!

Die medizinische Biofeedbackmethode bedient sich kleiner elektronischer Geräte, die bestimmte Zustände des Körpers, beispielsweise die Muskelentspannung, die Herzfrequenz, die Atmung, die Hauttemperatur oder ähnliches aufnehmen, verstärken und rückmelden. Hierdurch ist es möglich, durch eine sichtbar oder hörbar gemachte Rückmeldung eine Änderung der jeweiligen Funktionsabläufe im Körper schneller zu erlernen. Der Übende nimmt also Einfluss auf normalerweise unbewusste oder weniger schnell bewusst werdende Vorgänge des Körpers und bedarf dabei eines Hilfsmittels in Form eines Gerätes, das diese Abläufe sichtbar macht. Beispielsweise ist die Rückmeldung des Pulses in Form eines Ton- und Lichtsignals möglich, um einem Menschen den eigenen Pulsschlag und die Veränderbarkeit des Pulsschlages wahrnehmbar zu machen; Ängste von Pulsrasen (hyperkinetisches Herzsyndrom) werden dabei reduziert. Negative Regelkreise (in diesem Fall die übersteigerte Reaktion des Herzens durch Ängste) werden für den Betroffenen durch die Übungen reduziert und gelöscht. Die Verlangsamung des Pulses kann schneller mit Hilfe des Puls-Feedbacks trainiert werden als durch die bloße mentale Hinwendung auf die Pulsfrequenz. Der Vorgang wird auch als systematische Desensibilisierung bezeichnet.

Biofeedbackgeräte können auch bei einigen Entspannungsübungen, etwa mit dem autogenen Training (während der Schwereübung mittels EMG-Feedback), während der Temperaturübung (mittels Temperatur-Feedback) oder bei der Jacobsen-Muskelentspannung zur Sichtbarmachung der jeweiligen Funktionen besonders gut eingesetzt werden. Die Form des Rückmeldesignals (angenehme Tonfolgen) soll dabei entspannungsförderlich sein und subjektiv angenehm, um den Entspannungseffekt noch zu erhöhen. Sie können also durchaus durch Biofeedback und Entspannungsübungen schneller Ihr Ziel erreichen. Die Möglichkeit, durch die Rückmeldung einen tiefen Zustand von Entspannung und Trance zu erreichen, ist genial. Biofeedbackgeräte können als eine Art äußeres Nervensystem verstanden werden, mit deren Hilfe bestimmte Reaktionsweisen, beispielsweise die Reaktion von Muskelanspannung und -entspannung, eingeübt werden. Über das dann zurückgemeldete Signal des Biofeedbackgeräts kann unser Körper und unser Geist zusätzlich positiv beeinflusst werden. Wir bekommen sozusagen den Beweis dafür geliefert, dass sich eine bestimmte Körperfunktion tatsächlich in die gewünschte Richtung hin positiv verändert. So kann Biofeedback besonders gut bei Menschen mit Migräne, Muskelverspannungen, bei Halswirbelsäulensyndrom (HWS) oder Lendenwirbelsyndrom (LWS) oder Bluthochdruck eingesetzt werden. Es ist wichtig für Sie zu wissen, dass es sich nicht um eine Methode handelt, bei der das Gerät die entscheidende Rolle spielt, sondern die mentale Hinwendung und das Trainieren der einzelnen Übungen ist das Wichtigste. Das Gerät ist lediglich eine Hilfestellung zur schnellen und zügigen Erlangung einer höheren psychischen wie physischen körperlichen Ausgeglichenheit. Allein durch die deutliche Wahrnehmbarkeit von Körperfunktionen werden die jeweiligen Abläufe auch besser kontrollierbar gemacht.

Das so genannte Atemfeedback stellt eine kleine Ausnahme dar: Hier wird nicht aktiv ein anderer Atemrhythmus eintrainiert, sondern die Wahrnehmung der Ein- und Ausatmung durch das anschwellende Licht- und Tonsignal fördert hier eine allgemeine Tiefenentspannung. Bei den sonstigen Feedbackmethoden kann auch aktiv, ähnlich wie beim Muskelentspannungstraining nach Jacobsen, eine jeweilige Körperfunktion verändert werden. Die Rückmeldung der Atmung sollte nur "passiv" genutzt werden, um eine Ruheatmung zu erreichen. Das Erlernen einer schnelleren Atmung wäre eher schädlich (Wie bei der so genannten Hyperventilation).

Am kreativsten und entspannendsten ist die Tatsache, dass mittels eines Biofeedbackgerätes, das die Hirnwellen aufzeichnet und sichtbar macht, auch erlernt werden kann, die Hirnwellen zu beeinflussen, um eine zentrale Entspannung zu fördern. Denken Sie beispielsweise an ein ruhiges, entspanntes Bild, etwa einen Sonnenuntergang am Meer, so verändern sich entsprechende Hirnwellen, die dann hörbar gemacht werden können. Das Rückmeldesignal selbst kann dann noch entspannungsförderlich wirken, so dass ein positiver Regelkreis entsteht, wir lernen quasi automatisch am positiven Erfolg. Wenn der Übende erkannt hat, wie Biofeedback funktioniert, hat das einen Nutzen, der alle akademischen Überlegungen übersteigt: dass nämlich der Patient willentliche Kontrolle über innere Zustände erlernen kann. Damit über Biofeedback dauerhafte Erfolge eintreten können, muss der Übende jedoch auch lernen, dass die mentale Grundhaltung entscheidend ist. Das Gerät allein kann nichts ändern. Es ist der Übende selbst, der aktiv wird und über eine Entspannung mitentscheidet.

Wenn Sie mittels Biofeedback entspannen möchten, benötigen Sie tägliche Übung, um z.B. die Muskelentspannung zu fördern, um dann eine anhaltende Wirkung erreichen zu können. Bei HWS- und LWS-Verspannungen kann das besonders gut und schnell erfolgen. Meine Erfahrung zeigt, dass diejenigen, die anfänglich besondere Probleme mit suggestiven oder rein meditativen mentalen Verfahren haben, mittels Biofeedback sehr gut und schnell entspannen lernen konnten. Der Lernprozess läuft dabei in zwei Schritten ab:
Im ersten Schritt lernt der Übende anhand der Rückmeldung über das Gerät seine eigenen veränderten Funktionen zu erleben. Dadurch wird es für viele erst einmal möglich, den eigenen Entspannungszustand zu erkennen und zu fördern.

Danach können die meisten Übungswilligen bereits nach einigen Wochen des täglichen Feedbackeinübens diesen Zustand auch ohne Gerät erreichen. In diesem zweiten Zustand treten dann die gleichen Phänomene auf, die auch bei den Meditationsübungen vorhanden sind: eine innere Harmonie und Gelassenheit mit bildhaften Vorstellungen, beispielsweise Wiese, Meer, Wald usw., auch ohne die akustische und optische Rückmeldung mittels Gerät.

Somit ist eine Abhängigkeit von einem Gerät nie gegeben und kann auch nicht eintreten. Es ist Ihr Bewusstseinszustand, der positiv regulierbar ist. Diese erlernbare Selbstkontrolle ist von Mensch zu Mensch unterschiedlich, doch sie funktioniert: neue, vorher nicht gekannte positive emotionale Wahrnehmungen, nämlich Entspannungsreaktionen sind das Ergebnis. Diese werden dann wiederum in unserem Gehirn gespeichert, so dass es auch zu bleibenden Entspannungen und weniger starken Stressreaktionen, über den Alltag verteilt, kommt. Stark vereinfacht bedeutet dieses Lernen mittels Biofeedback, dass der Fluss der Information durch unser Nervensystem ganz bestimmte gelenkte Muster erzeugt (nämlich das Muster: Wie fühle ich mich, wenn ich entspannt bin), die wiederum unser Wissen verstärken, dass wir selbst etwas zur Entspannungsförderung tun können. Diese Speicherung im Gehirn erfolgt durch elektrische Impulse wie auch durch so genannte Erinnerungsmoleküle, Engrame. So ist es dann auch erklärbar, dass die Rückmeldung der willkürlichen Muskelspannung bei Menschen mit Lähmungen (sog. Muskelparesen) nach einem Schlaganfall die Muskelkraft in den betreffenden Körperteilen schneller fördert, als das alleinige Üben ohne Biofeedbackgerät. Biofeedback kann in beide Richtungen, nämlich eine Aktivierung von Muskelgruppen (Muskelaufbautraining) wie auch zur Entspannung (Muskellockerung und Entspannung), genutzt werden. Der aktive Lernprozess bedeutet innerhalb des Biofeedbacks, dass bestimmte Funktionen willentlich in genau die Richtung erlernt werden, die Lernziel ist. "Passives Lernen" bedeutet in diesem Zusammenhang, dass Biofeedback zur Verstärkung einer mentalen Deaktivierung (oder Desensibilisierung) eingesetzt werden kann (wie z.B. beim Atembiofeedback). Der klassische Lernprozess mittels Biofeedback kann in folgende Schritte eingeteilt werden:

1. Vegetative Funktionen sichtbar machen. Sie werden gleichsam auf eine bewusste Basis gestellt durch Ton- und Lichtsignale.

2. Diese Veränderung der bestimmten Funktionen in eine

definierte Richtung kann mehrere Sitzungen lang eingeübt werden und hinterlässt die Erinnerung eines positiven Erfolges.

3. Eine bleibende Verhaltensänderung, auch Shaping genannt, stellt dann ein positiv bleibendes Programm in unserem Gehirn dar (z.B.: wenn ich will, kann ich tief abschalten und spüre es an dem Nachlassen der Muskelspannung meiner Arme und Beine). Bei dieser Technik wird das Erreichen des gesteckten Zieles schrittweise erschwert, um immer besseren positiven Erfolg zu erwirken.

Somit kann Biofeedback als Hilfsmittel bei der Konditionierung autonomer Regelkreise eingesetzt werden, führt schnell zum Erfolg und hinterlässt bleibende Gedächtnisspuren (Feed Forward).

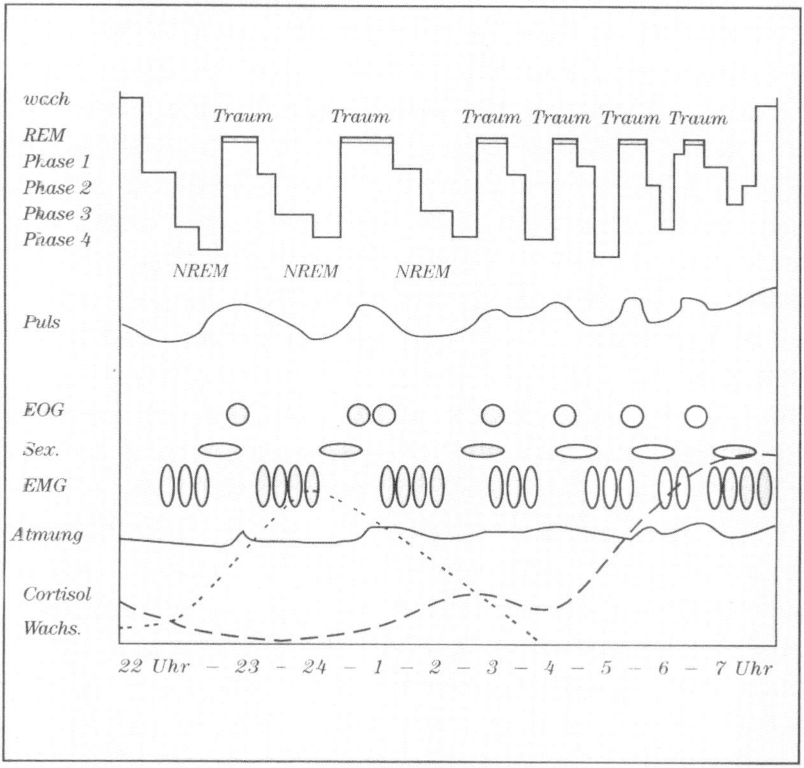

Bewußtsein und Schlaf - Polygraphie einer Nacht

Was spricht gegen Feedback - Feedforward?

Selbstverständlich ist Biofeedback nicht für die Menschen geeignet, die nicht motivierbar sind, einen Lernprozess einzugehen und diesen regelmäßig, vielleicht über einige Monate hin, zu üben. Immerhin ist die Einsicht in die Lernvorgänge, die erforderlich sind, um das Ziel zu erreichen, eine Voraussetzung zum Üben mit einem bestimmten Gerät. Biofeedback bedeutet keinesfalls die Abhängigkeit von einem elektronischen Gerät, sondern die Möglichkeit, über die Selbstkontrolle eine Selbstwertsteigerung zu erreichen. Daher muss auch gegen das noch häufig vorliegende Missverständnis angegangen werden, es handele sich um eine apparative Medizin. Dies ist keineswegs der Fall. Der Mensch steht nach wie vor im Mittelpunkt. Biofeedback kann vielmehr die kreativen Möglichkeiten mentaler Prozesse anregen und fördern. Eine erlernbare Selbstkontrolle bezieht sich daher durchaus nicht nur auf die psychosomatischen Fehlstörungen, die "re-programmiert" werden können, sondern auch auf die Tatsache, dass wir uns in die Lage versetzen, immer neue Programme des Gehirns kennen zu lernen, um sie positiv zu steuern. Gleichsam auf spielerische Art und Weise lernen wir immer neue Möglichkeiten der Selbsterfahrung über die Seele-Körper-Achse. Die dabei benutzten elektronischen Geräte sind somit zeitweilige hocheffiziente Krücken auf dem Wege zum Erfolg, die nicht mehr benötigt werden, wenn wir "laufen gelernt" haben. Somit ist das eigentliche und ergänzende Feedback eher ein "Feedforward", also ein Anwenden im alltäglichen Leben, das durch Biofeedback in Gang gesetzt wird. Die Art, wie wir mit den kleinen Dingen des Alltags umgehen, wie wir mit den Menschen umgehen, mit denen wir kommunizieren, das lässt sich an der Reaktion, dem Spiegel, den wir vorgehalten bekommen, also einem Feedback, ablesen. Daher sehe ich selbst bewußte Rückmeldungen mit und ohne Gerät weitergehend als die erlernbare Fähigkeit des Menschen, nur bestimmte Funktionen ändern zu können. Biofeedback bedeutet für mich aus therapeutischer Sicht, dass auch ohne Gerät eigene Verhaltensweisen und Reaktionsmuster auf psychosomatischer Ebene bewusst werden. Vielleicht gehen wir dann auch ein wenig sensibler mit dem Gegenüber um. Mit anderen Worten: Es ist unser jeweiliger Bewusstseinszustand, der die Umgebung anregt oder stumpf erscheinen lässt. Deshalb sind wir es selbst, die für den eigenen Bewusstseinszustand verantwortlich sind, weil wir ihn durch ständiges Feedback und Feedforward verändern können.

Merke:
Biofeedbackgeräte verdeutlichen die eigenen psychosomatischen Vorgänge; vor allem die Veränderung in eine positive Richtung wird möglich.

Zur Tabelle:

Zustandsprofile bei verschiedenem Vigilanzniveau (von oben nach unten steigende Vigilanz); ein Pfeil bedeutet schwache, zwei Pfeile starke Änderung, kein Pfeil keine Änderung, Sp. = "Spindelaktivität", ein EEG-Muster im REM-Schlaf und Einschlafstadium (aus: Ebert, 1986, Tab. 22).

Verschiedene Bewusstseinszustände und Auswirkungen auf Körper und Geist

Funktionszustand	Vigilanz	EEG	vegetativer Tonus			motorischer Tonus	Aufmerksamkeitsziele	Affektlage
			HF,	AF,	En.verbr.			
Tiefschlaf	erloschen	Delta, Theta	↓	↓	↓	gesenkt	keines	keine
REM-Schlaf	Träume	Theta, Sp.	↑	↑	↑	Atonie	Trauminhalt	variabel
Relaxierter Wachzustand	wach	Alpha, Beta	-	-	Grundumsatz	Ruhetonus	spontan vorhanden	ruhig
AT/Hypnose	wach	Alpha	↓	↓	Grundumsatz	Atonie	Suggestion	ruhig
Meditation	wach	Alpha	-	↓↓	↓↓	Atonie?	willkürlich vorhanden	gleichgültig ruhig
Gespannter Wachzustand	wach	Beta	↑	↑	↑	gesteigert	Außenwelt	variabel
Stress-Reaktion	hellwach	Beta	↑↑	↑↑	↑↑	stark gesteigert	Außenwelt	erregt

Autogenes Training -

Was sagt die Wissenschaft dazu?

Wer sich seit vielen Jahren mit dem autogenen Training und sonstigen Entspannungsverfahren beschäftigt, weiß, dass autogenes Training die beste Einstiegsmöglichkeit in eine Selbstentspannung ist. Klare und einfache Übungen, die jedermann erlernen kann, erleichtern das Training. Die Erklärungsansätze beruhen dabei auf der Umschaltung des vegetativen Nervensystems von Sympathikustonus (Aktivierung) zum Parasympathikustonus (Entspannung) während der Übungen. Durch diese Stabilisierung der Sympathikus-Parasympathikus-Homöosthase sinkt dabei das allgemeine Erregungsniveau, wir werden entspannter und friedlicher. Dabei kommt es sowohl direkt durch die Autosuggestion als auch indirekt, durch positive Feedbackmechanismen zu einer Beeinflussung der mentalen und körperlichen Entspannung. Während der nachfolgend beschriebenen Übungen des autogenen Trainings findet nämlich eine Umverteilung, beispielsweise des Blutvolumens von der Muskulatur in die Haut, statt. Hierdurch steigt auch die Hauttemperatur um durchschnittlich 2 bis 3 Grad Celsius bei gleichzeitigem leichtem Absinken der Körpertemperatur. Es kommt insgesamt weiterhin zu einer Reduktion des Sauerstoffverbrauchs (Einsparung von Energie) und der Herzfrequenz bei Zunahme des Auswurfsvolumens im Vergleich zu ruhig sitzenden Kontrollpersonen. Der Übende lenkt dabei seine Aufmerksamkeit ganz nach innen und erreicht einen Versenkungszustand, der jedoch nicht mit Schlafen gleichzusetzen ist. Dies konnten wir auch immer wieder in EEG-Studien Langzeit-EEG-Untersuchungen nachweisen, bei

deutlicher Zunahme des Thetabandes bei den Hirnwellenmustern zeigt. Das allgemeine Leistungsvermögen des Übenden wird gesteigert. Reaktionszeiten, eine Minimierung der Fehlerzahl bei Arbeiten, verbessern sich beispielsweise bei solchen Entspannungsübungen im Vergleich zu Personen die keine Übungen durchführen. Somit ist autogenes Training als Methode sehr viel wirkungsvoller als das bloße Ruhen oder Schlafen. In dem Zustand (so genannter hypnoider Zustand) des autogenen Trainings kommt es zu einer vermehrten Hinwendung auf intrinsische (innere) Wahrnehmungen. Es wird als "nach Innen-Schau" bezeichnet. Somit kann das autogene Training als selbstinduzierter Reizentzug verstanden werden, der als eigenständiger Bewusstseinszustand als Ergebnis ein Wohlgefühl und nachfolgend eine allgemeine Leistungssteigerung beinhaltet.
Die Wirksamkeit des autogenen Trainings ist auch nachgewiesen: bei mäßigem arteriellem Bluthochdruck (Hypertonie).

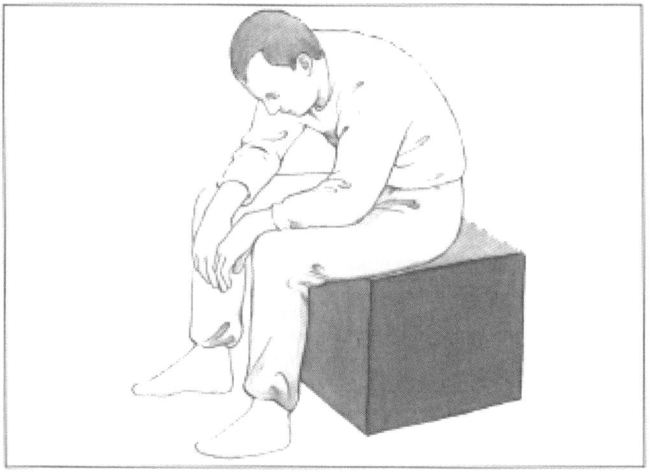

Abbildung zeigt die sogenannte "Droschkenkutscherhaltung"

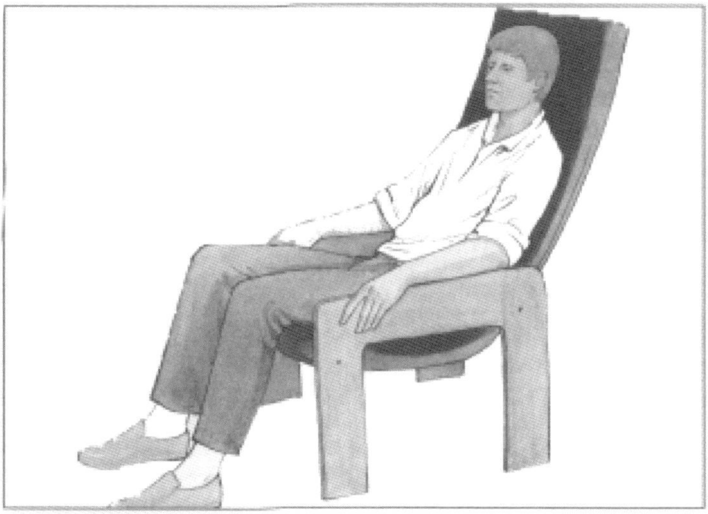

Abbildung zeigt die passive Sitzhaltung

Diese so genannte Antihypertensive Wirkung (blutdrucksenkend) kann bei regelmäßigem Einüben über Jahre anhalten und erspart oft eine Medikamenteneinnahme. An Bluthochdruck Leidende können durch diese Selbsthilfe Medikamente und deren Nebenwirkungen für den Körper einsparen, tun etwas Gesundes für Herz und Seele ohne Medikamente.

Auch die so genannte Angina pectoris (Herzkranzgefäßverengung) kann sehr positiv beeinflusst werden. Patienten nämlich, die das autogene Training beherrschen, haben eine deutlich erhöhte Überlebenschance, verglichen mit anderen Menschen. Somit ist auch erklärlich, warum das autogene Training während der medizinischen Rehabilitation, nach erlittenem Herzinfarkt, besonders positive Effekte zeigt und eingeübt werden kann.

Ängste, Depressionen, Erschöpfbarkeit, sind bei Menschen, die autogenes Training eingeübt haben und praktizieren, deutlich niedriger.

Auch beim so genannten Asthma bronchiale zeigt sich ein eindeutig positiver Effekt in den weltweiten Studien zur Wirkungsweise des autogenen Trainings. Neben Kopfschmerzen können auch Ein- und Durchschlafstörungen, sonstige funktionelle Darmerkrankungen und allgemeine Erkrankungen, die auf erhöhtes Stress-, Angst- oder Spannungsniveau zurückzuführen sind, geändert werden. Gerade als Einschlafhilfe eignen sich die ersten drei Grundübungen (Schwere, Wärme, Atmung) besonders gut. In unserem Schlaflabor konnten wir nachweisen, das Menschen, die mit dieser kleinen Einschlafhilfe einschlummerten, eine bessere Schlafarchitektur aufwiesen, als andere. Im Folgenden habe ich Ihnen das Profil der körperlichen Veränderungen unter autogenem Training und sonstigen Entspannungsverfahren dargestellt.

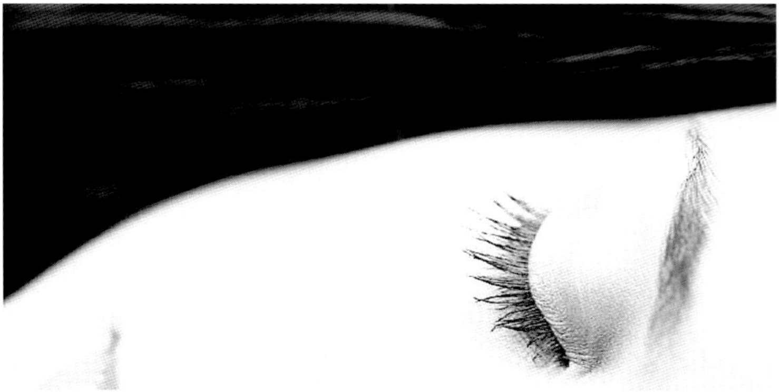

Innere Balance und mehr Lebensqualität
durch autogenes Training -

... a clear Vision of the future

Ein ausgewogenes Leben zu führen, bedeutet nicht die Dinge durch eine rosarote Brille sehen zu müssen. Ein Erfolgstraining durch Entspannung im Sinne von positivem Denken, Fühlen und Handeln bedarf der strukturellen Entscheidung von Ihnen, ein Entspannungsverfahren, beispielsweise das autogene Training, regelmäßig einzuüben.

Ein Argument, das mir dabei in den letzten Jahren immer wieder zu Ohren gekommen ist, lautet: "Ich habe keine Zeit zum Üben. Ich habe den toten Punkt nach der Arbeit. Ich kann mich zu nichts mehr aufraffen".
Wenn Sie also nach der Arbeit erschöpft in den Sessel sinken, sind Sie sich dessen bewusst, dass Sie abgespannt sind. Hier gilt es, sich darüber im Klaren zu sein, dass eine gezielte Entspannungsmethode eine schnelle Regeneration bedeutet. Autogenes Training einüben heißt dann, sich etwas Gutes zu tun. Das wusste auch bereits Johannes Schulz, der es aus der Hypnoseerfahrung heraus um die Jahrhundertwende entwickelt hat. Das autogene Training wird in Europa seit dieser Zeit von Sportlern, Managern, von überlasteten Hausfrauen und schulgestressten Kindern eingeübt. Die Entspannungsübungen des autogenen Trainings selbst sind völlig frei von religiösem oder sonstigem philosophischem Gedankengut und bedeuten nichts anderes als etwa 15-minütiges tägliches Praktizieren der einzelnen Übungen. Über wahrnehmbare psychovegetative Veränderungen (wie oben im Wissen-

schafts-Teil beschrieben) während der Übungen lernt jeder Mensch dabei, die eigenen körperlichen Wahrnehmungen zu verbessern, indem sie in ihrer positiven Veränderung (z.B. Gefühl der Muskelentspannung usw.) gespürt werden. Die so genannten Oberstufenübungen mit zusätzlichen bildhaften Vorstellungen während des Entspannens können dem Trainierenden sogar eine Verbesserung der Einsicht in die unbewussten psychosomatischen Abläufe bringen.

Die einzelnen Übungen des autogenen Trainings:

1. Übung:

Die Konzentration auf die Schwere; Arme und Beine sind ganz schwer.

In einer entspannten Körperhaltung, am besten auf dem Rücken liegend, die Arme und Beine neben dem Körper und nicht etwa übereinander geschlagen, werden Sie sich für einige Sekunden bewusst, dass Sie ganz ruhig und entspannt werden wollen. Die Augen sind dabei geschlossen. Diese gedankliche "Ruhetönung", so nannte es Schulz, ist eine Voraussetzung, sich anschließend jeweils für eine Dauer von 2 bis 3 Minuten pro Übung des autogenen Trainings zu konzentrieren. Sie gehen also nach der Ruhetönung in Gedanken zur ersten Übung. Sie konzentrieren sich dabei nur auf das Schweregefühl in den Armen und Beinen. Damit ist nicht etwa die physikalische Schwere Ihrer Arme und Beine gemeint, sondern unser Gehirn kann zwischen Schwere und Entspannung nicht unterscheiden, so dass in Wirklichkeit bei der Konzentration auf die Schwere Ihre Arm- und Beinmuskulatur, aber auch die

anderen Muskelgruppen des Körpers, besonders entspannt und gelockert werden. Am besten fangen Sie an, sich einige Tage lang mit der Konzentration auf Schwere in den Armen zu beschäftigen. Sie
stellen sich während der Übung immer wieder vor, wie angenehm gelockert und schwer die Armmuskulatur ist. Dann gehen Sie nach etwa 1 bis 2 Minuten zu dem Gefühl der Schwere in den Beinen über. Ziel dieser Übung ist eine angenehme muskuläre Entspannung im ganzen Körper hervorzurufen. Die Konzentration darauf, dass die Arme und Beine ganz schwer sind, fördert im Gehirn das Gefühl einer allgemeinen Ruhe. Auch andere vegetative Regelkreise "schalten um" auf Entspannung, etwa wie in der Einschlafphase. Zu Anfang (14 Tage lang) sollten Sie nur einige Minuten die Schwere in den Armen und Beinen üben, danach sollten Sie die kurze "Zurücknahmeübung" machen, die daraus besteht, dass Sie die Arme und Beine kurz anspannen, tief Luft holen und die Augen öffnen. Jedes Üben sollte so beendet werden, um (ähnlich wie morgens beim Aufstehen durch Recken und Strecken) das "Wachsein" und "Erfrischt sein" zurückzurufen in das Bewusstsein. Von Woche zu Woche können Sie dann eine weitere Übung des autogenen Trainings gedanklich anhängen, so dass sich insgesamt die Durchführung aller sechs Übungen auf etwa 15-20 Minuten Gesamtzeit erstrecken. Schon in der ersten Woche, bei der Sie sich auf die Schwere konzentrieren, werden Sie spüren, dass eine allgemeine Entspannung eintritt. Auch wenn Sie in Gedanken anfänglich einmal "spazieren gehen", werden Sie merken, dass der Lerneffekt dazu führt, dass alle anderen Gedanken immer unwichtiger werden und die Gedanken tatsächlich bei dem Gefühl in den Armen und Beinen sind.

2. Übung:

Die Konzentration auf die Wärme; Arme und Beine sind strömend warm.

Schon in den ersten beiden Wochen, die Sie etwa benötigen, um die Schwereübung wirklich abrufbar zu machen und zur allgemeinen Muskelentspannung führt, spüren viele Menschen das Gefühl einer angenehmen, strömenden Durchwärmung der Arme und Beine. Dies bedeutet dann nichts anderes, als dass die allgemeine Entspannung der Arme und Beine zunimmt und Sie ganz langsam abtauchen in eine allgemeine tiefere Entspannung. Medizinisch gesehen handelt es sich um eine allgemeine Generalisierungsfähigkeit, die über eine allgemeine Muskelentspannung gefördert wird und als zweiten Schritt eine Mehrdurchblutung ganz automatisch fördert. Eine Wärme stellt sich immer dann ein, wenn die Muskulatur locker, gelöst und entspannt ist. Folgerichtig konzentrieren Sie sich einige Minuten auf das Wärmegefühl in Ihren Armen und Beinen. Übrigens sind die Ergebnisse dieser Übung auch durch Temperaturmessgeräte an der Hautoberfläche der Arme und Beine darstellbar. So ist es schon nach ein bis zwei Wochen des täglichen Übens bei Versuchspersonen nachweisbar, dass sich die Oberflächentemperatur um 1 bis 2 Grad Celsius erhöht. Selbstverständlich liegt der eigentliche Sinn der Entspannung nicht etwa darin, eine Oberflächenerwärmung zu erreichen, sondern darin, dass sich hierüber das Gefühl einer allgemeinen Tiefenentspannung weiterentwickelt. Gewöhnlich reichen auch bei der Wärmeübung ein bis zwei Wochen aus, um diese Übung "abrufbar" zu machen. Nach diesen beiden ersten Einstiegsübungen, die der allgemeinen Entspannung dienen, kommt nun die nahezu wichtigste Übung, nämlich die Atemübung.

3. Übung:

Die Atemübung; die Atmung ist ruhig und regelmäßig, ich bin tief entspannt.

Auch für diese Übung gilt wie für alle anderen, dass nicht etwa aktiv in den Atemrhythmus eingegriffen wird. Der Übende nimmt nur die Atembewegung wahr in Form des gleichmäßigen Ein- und Ausatmens. Es handelt sich also um eine passive Konzentration auf die gleichmäßige Atembewegung, meist der so genannten Bauchatmung, die sich immer dann einstellt, wenn wir allgemein entspannt werden, z.B. in der Einschlafphase. Übrigens verlangsamt sich mit zunehmender Ruhe der Atemrhythmus von ganz alleine. In den vielen Jahren, in denen ich das autogene Training weitergegeben habe, habe ich immer wieder festgestellt, dass alleine diese ersten drei Übungen dazu führen, eine tiefe Allgemeinentspannung mit systemischer Wirkung auf den gesamten Organismus herbeizurufen. Deshalb ist es gut nachvollziehbar, dass viele Menschen diese drei Übungen auch zum besseren Einschlafen nutzen können oder zusätzlich diese Übungen kombinieren mit Phantasiereisen, Einschlafbildern oder sonstigen positiven Motivationsformeln. Das bedeutet auch, dass die in diesem Buch beschriebenen Phantasiereisen etwa nach diesen ersten drei Übungen des autogenen Trainings angeschlossen werden können. Meinen Erfahrungen nach ist das eine ideale Ergänzung.

4. Übung:

Das Herz; der Puls geht ruhig und regelmäßig.

Auch die Herzfunktion (Herzschlagfolge und Auswurfleistung) ist typischerweise eine psychovegetativ gesteuerte Funktion des Organismus. Das bedeutet nichts anderes, als dass sowohl körperliche wie psychische Veränderungen am Tage die Herzfrequenz verändern können. Ziel des autogenen Trainings bei der Herzübung ist es, eine Regenerierung der natürlichen Harmonisierung des Herzrhythmus zu fördern. Konzentrieren Sie sich dabei auf den Puls, vielleicht an einer Hand oder einem Finger, und nehmen Sie das angenehme Pulsieren wahr. Dabei ist es von besonderer Wichtigkeit, die Pulswelle an einer Hand oder einer anderen peripheren Körperstelle zu spüren, nicht unbedingt am Hals oder in der Herzgegend selbst. Diese Gegend (z.B. Halsschlagader) ist bei vielen Menschen mit dem Körpergefühl "Angst" verbunden. Sollte es einmal anders geschehen und Sie erinnern sich an ängstliche Situationen, können Sie sich im autogenen Training immer innerlich darauf berufen, dass es auch von ganz alleine durch die Konzentration auf die Ruhe zu einer Harmonisierung Ihres Herzrhythmus kommt.

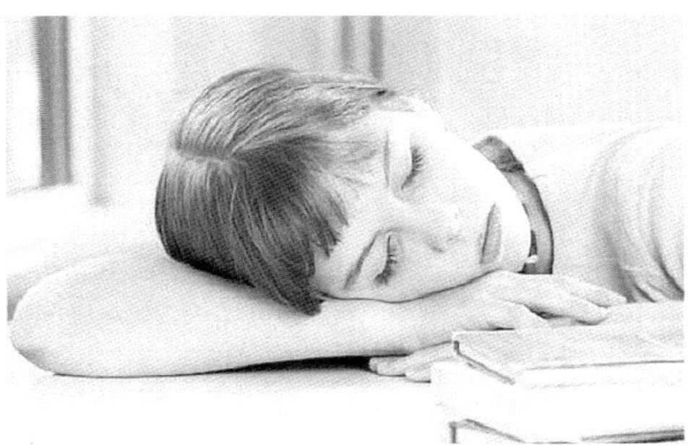

5. Übung:

Das Sonnengeflecht; der Leib ist strömend warm, ich bin ruhig und entspannt.

Die Konzentration auf den so genannten Plexus solaris (übersetzt aus dem Lateinischen: Sonnengeflecht), geht mit einer Erwärmung, also einer Mehrdurchblutung und einer zusätzlichen Entspannung der Bauchmuskulatur einher. Der gesamte Unterleib und die entsprechenden Funktionen des Nervengeflechtes werden ausgeglichen. Es kommt durch diese Übung also zu einer allgemeinen Entspannung des Leibes, zu einer Normalisierung der Magen-Darm-Funktionen, des Verdauungstraktes, der Blase usw. Diese fünfte Übung stellt innerhalb des autogenen Trainings die tiefste Form der Versenkung dar und beinhaltet eine Gesamtentspannung für Leib und Seele. Die Konzentration mit dem innerlichen Satz: "Das Sonnengeflecht ist strömend warm" ist besonders gut mit bildhaften Vorstellungen zu verbinden. Stellen Sie sich vor, auf der Terrasse in der Sonne oder in der Badewanne zu liegen um das wohlige Gefühl der Wärme empfinden zu können. Konzentrativ wird bei dieser Übung das vegetative Nervengeflecht des Bauchraumes angesprochen, hierüber werden dann die entsprechenden Funktionen beruhigt und gleichzeitig optimiert. Bei der Vorstellung einer angenehmen Wärme im Leibbereich entspannt sich tatsächlich die Magen-Darm-Muskulatur, die Funktionen werden reguliert, harmonisiert und die entsprechenden vegetativen Regelkreise (auch die hormonellen Steuerungen) werden nachweislich verbessert. So ist es auch verständlich, dass Menschen mit Magen-Darm-Problemen (Reizmagen, Gastritis, nervöse Darmbeschwerden) durch diese Leibübung einen besonders guten Nutzen ziehen können. Wenn Sie nicht schon nach der Atemübung in eine Phantasiereise "abtauchen", so können Sie spätestens nach der Leibübung ein inneres Bild der Entspannung auftauchen lassen, etwa eine Wiese, auf der Sie liegen oder ähnliches, wie weiter oben beschrieben, um noch eine Weile die Tiefenentspannung genießen zu können. Diese kleine Abwandlung des autogenen Trainings ist seit vielen Jahren von vielen Menschen in meinen Entspannungsgruppen genutzt worden und führt zu einer noch besseren Entspannung und zu einem Wohlgefühl.

6. Übung:

Der Kopf; die Stirn ist angenehm kühl.

Nachdem nun die ersten fünf Übungen eine Gesamtentspannung fördern, dient die sechste und letzte Übung eher dazu, mit den Gedanken wieder weiter "nach oben", nämlich zur Stirn zu gehen. Die Übung selbst besteht darin, dass die Stirn nach und nach als angenehm kühl empfunden werden soll. Auch hierbei handelt es um eine typische Suggestion, eine Vorstellung, die durch die Wiederholung der Formel: "Meine Stirn ist angenehm kühl" tatsächlich zu einer Minderdurchblutung im Kopfbereich führt. Auch wenn das anfänglich etwas erstaunlich auf Sie wirkt, so ist doch erklärlich, dass eine Entspannung und bessere Durchblutung zwar im ganzen Körper wohlig und angenehm empfunden wird, jedoch der Kopfbereich eher als angenehm kühl suggeriert werden sollte, da hier eine Mehrdurchblutung negative Gefühle wecken würde. Gemäß dem Leitsatz: "Einen kühlen Kopf bewahren und frisch und frei sein" dient diese Übung quasi als Vorbereitung auf die oben beschriebene Zurücknahme. Sie werden diese Übung bitte nicht etwa vor dem Einschlafen einüben, um wacher zu werden.

Bemerkung: Vor dem Einschlafen werden Sie spätestens nach der Leibübung in tiefere Schlafphasen absinken.

Richtig angewandt kann das autogene Training bereits nach einigen Wochen des Einübens zu einer intensiven Gesamterholung führen. Erklärlich ist auch nach dem bisher Gesagten, dass bei allgemeinen psychosomatischen Erkrankungen oder Störungen des vegetativen Nervensystems mit Erfolg diese einfachen, aber wirkungsvollen Übungen eingesetzt werden und nach dem Motto: "Steter Tropfen höhlt den Stein" schon nach einigen Wochen des Übens hervorragend funktionieren. Auch wer andere Entspannungsübungen oder Techniken anwenden möchte, wird nicht um diese Grundregeln, die auch innerhalb des autogenen Trainings gelten, herumkommen.

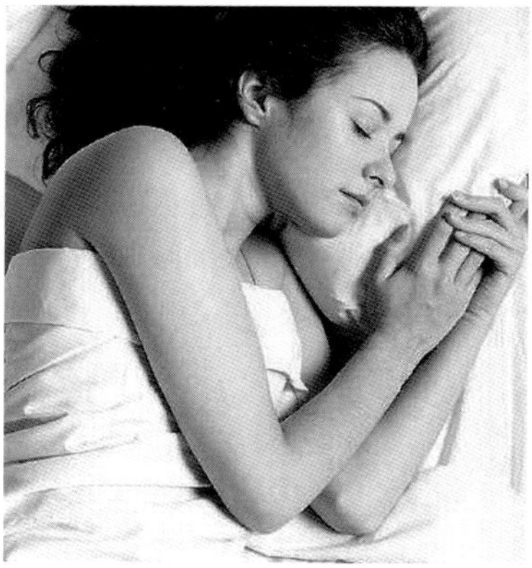

Die Oberstufe des autogenen Trainings

Mentale Wolkenreise

In Anlehnung an die eher fernöstlichen Entspannungstechniken ähnelt die Oberstufe des autogenen Trainings mit den meditativen Übungen jenen Übungen, die über meditative Phantasiereisen und Vorstellungen eine allgemeine Entspannung auslösen. Auch wenn die hervorragende Tiefenentspannung innerhalb des "normalen autogenen Trainings" ein Leben lang zur Erholung führen kann, könnte Ihnen die Oberstufe eine andere Form der Entspannung bieten. Sie dient als Erweiterung des autogenen Trainings, der Vertiefung der Selbsterkenntnis und der Steigerung der Erlebnis- und Wahrnehmungsfähigkeit des Menschen. Hierbei können dann auch unbewusste Inhalte Ihres Bewusstseins innerhalb des Oberstufentrainings hervortreten, so dass viele Psychotherapeuten diese Form der Tiefenentspannung mit ihren verschiedenen Stufen auch bei den psychotherapeutischen Sitzungen einsetzen. Die Übungen verfolgen dabei das Ziel, den Trainierenden mit neuer Lebenskraft zu erfüllen, um ihm Mut zur Bewältigung seiner Lebensprobleme zu geben. Es ist somit ein Selbstfindungsprozess durch das Oberstufentraining einleitbar. Eine Förderung des allgemeinen Selbstbewusstseins und des positiven Denkens und Handelns kann vertieft werden. Diese eher meditative Form innerhalb des autogenen Trainings in der Oberstufe bedingt jedoch mindestens etwa sechs Monate Einüben der Unterstufenübungen und ein regelmäßiges tägliches Training, da sie sehr stark an Phantasiereisen gebunden ist.

Stufe 1:

Nach einer Entspannung durch die Grundübungen des autogenen Trainings soll in dieser Stufe eine gleichförmige Farbe vor dem inneren Auge erscheinen. Die Farbvorstellungen können variieren und enden nach einigen Wochen des Einübens in der so genannten eigenen Farbe. Das intensive Farberleben und die emotionale persönliche Deutung stehen im Vordergrund und können nach der Übung in ihrer Bedeutung von Ihnen bedacht werden.

Stufe 2:

Hierbei soll der Übende versuchen, eine dynamische Vielfalt von Farben vor dem inneren Auge zu sehen. Die Vorstellung von bewegten Farben und Bewegungsmustern geben Ihnen einen besseren Einblick in Ihre emotionale Schwingungsbreite und die persönliche Beweglichkeit. Sie werden dabei auch feststellen, dass je nach allgemeiner Stimmungslage oder Lebensphase, in der Sie sich bewegen, die Muster der Farben variieren.

Stufe 3:

Neben den Farben können einfache Formen auftreten und sollen visualisiert werden. Dabei geht es darum, diese wirklich zu erkennen und nach dem Üben zu deuten. Es ist gleichsam eine Erweiterung der bewegten Farben mit zusätzlichen Grenzen wie Kreise, Ringe, Linien, Muster usw. Neben der Bewegung der Farben kommen hier also Formen dazu, die in ihrer Gestaltungsvielfalt z.B. über persönliche Entscheidungsprozesse, in denen Sie stecken, Aufschluss geben können.

Stufe 4:

In dieser Stufe sollen vor dem inneren Auge Objekte wahrgenommen werden. Dabei können Alltagsgegenstände, Ornamente, symbolische Objekte, Mandalas, auch Gesichter oder Masken vor einem Hintergrund erscheinen. Der Übende soll sich durchaus vor der Hinwendung auf diese Oberstufenübung einmal darüber klar werden, welche Form er vor dem inneren Auge erscheinen lassen möchte. Die dann in Entspannung visualisierten Objekte geben Aufschluss über die unbewusst gesteigerten Erlebnisverarbeitungen. Auch hier können Entscheidungsprozesse vereinfacht werden, indem unbewusste Zielsetzungen durch sich ändernde Objekte, die von Ihnen gedeutet werden, verbessert werden. Auch realistische oder unrealistische Bewegungen können in der vierten Stufe wie im Traum hinzutreten. Diese Stufe zeigte also so etwas wie einen Tagtraum, wie das luzide Träumen (Tagtraumtechnik) auch von vielen Menschen praktiziert wird. Die vierte Stufe bietet dabei die Überleitung zu traumhaften Elementen, also eindeutig unbewussten Bestrebungen.

Stufe 5:
In dieser Stufe erscheinen Bilder in Form von Landschaften und anderen Szenerien. Innen- und Außenräume wechseln dabei. Auch hier spielen immer mehr die unterbewusst gespeicherten Inhalte eine Rolle. Es steigen also aus Ihrem Unterbewusstsein wie im Traum, auf den Sie jedoch Zugriff haben, Bilder und Szenen auf, die wie ein Film, bei dem Sie selbst der Regisseur sind, ablaufen.

Stufe 6:
Dies ist die Steigerung der Stufe 5, in der Sie sich filmähnliche Szenarien ansehen können. Kurze Szenen, auch mit dynamischen Elementen, etwa aus der Vergangenheit, laufen dabei ab. Hierbei können Sie im Laufe der Zeit als

Trainierender üben, aus der Rolle des passiven Beobachters in die Rolle des aktiven Teilnehmers zu wechseln. Sie können also Probelösungen dieser Stufe (immer in entspannter Grundhaltung und allgemeinem Entspannungsgefühl) durchspielen. Dieses ist eine interessante Stufe, in der unbewusste mit bewussten Steuerungselementen unseres Geistes miteinander verbunden sind.

Stufe 7:
In dieser Stufe steht noch mehr die Selbstbeteiligung für den Übenden im Vordergrund. In dieser Stufe wird also ein buntes Szenario erlebt. Die Inhalte und Szenen können wechseln und können von Ihnen aktiv gewählt werden. Der Übende kann also durch eine spielerische Selbstbeteiligung sich selbst in den Handlungsablauf einbringen. In dieser Stufe können auch psychotherapeutische Aspekte des Unterbewusstseins bearbeitet werden.

Anmerkung:
Nicht während des Übens, sondern im Nachhinein kann dieses alleine oder mit einem Therapeuten gedeutet werden.

Die etwas systematisch dargestellten sieben Stufen sind miteinander fließend verbunden, so dass Sie im Laufe der Monate selbst wählen können, ob eine tägliche Entspannung im Rahmen einer passiven Phantasiereise verbleibt oder ob Sie bestimmte spielerische Probelösungen während des tiefen Entspannens bewirken wollen. Die gesamte Oberstufe ist dabei jedoch immer wieder auf ein intensives vorheriges Einüben der allgemeinen Entspannung angewiesen, stellt also nicht nur eine Form der Kurzentspannung mit Tiefenwirkung dar, sondern bietet auch einen Einblick in unbewusste Abläufe.

Kreativität in der Entspannung nutzen, heißt frei sein können

Totales Entspannen macht kreativ

Kreativität bedeutet, Vorurteile über Bord werfen zu können und sich für Neues zu öffnen. Um dies überhaupt tun zu können, muss jeder Mensch erst mal bei sich sein können und nicht durch Stressbremsen gehandicapt sein. Weil es uns jedoch im alltäglichen Leben sehr schwer fällt, unsere Gedanken in eine schlüssige Ordnung zu bringen, die Voraussetzung für Kreativität, habe ich Ihnen einige Regeln zusammengestellt. Kreativität bedeutet also nicht einfach anders sein oder gegen etwas sein. Es bedeutet nur die Abkehr von einer inneren Fixierung auf bestimmte Regeln und allgemein die Infragestellung der bisher übernommenen Regeln. Aus dem Chaos also herauszukommen bedeutet:

- Sich frei machen von allen alten Denkschemata. Über denken Sie also ruhig einmal auch die für Sie bewährten Denkstrukturen und fragen sich dabei, ob Sie nicht auch eine andere Bewertung vornehmen können (übrigens: Sie müssen nicht zu einem anderen Ergebnis kommen, Sie könnten aber).

- Offen sein für neue Informationen, die Sie vielleicht über sehen könnten. Fragen Sie sich also in bestimmten Situationen, ob Sie wirklich alle Informationen beachten.

- Offen sein für Überraschungen und dabei nicht gleich auf Abwehr gehen. Neues und Ungewohntes, was nicht gleich in eine Regel passt, muss nicht schlecht sein.

- Offen sein für neue Zusammenhänge. Versuchen Sie also neue Sichtweisen, indem Sie sich in die Situation anderer Menschen hineinversetzen.

- Darauf achten, was im Hier und Jetzt ist (Altes und Erfahrungen werden Ihnen ja sowieso unbewusst und bewusst von Ihrem Gehirn präsentiert). Halten Sie sich also nicht damit auf, was sein könnte, was sein sollte usw.

- Der wichtigste Punkt: Konzentrieren Sie sich auf Prozesse und nicht auf Ergebnisse. Machen Sie sich also eher Gedanken darüber, wie es zu einem Ergebnis gekommen ist oder in welcher Situation Sie gerade stecken, um hier Ihre Energie spielerisch und stressfrei einsetzen zu können.

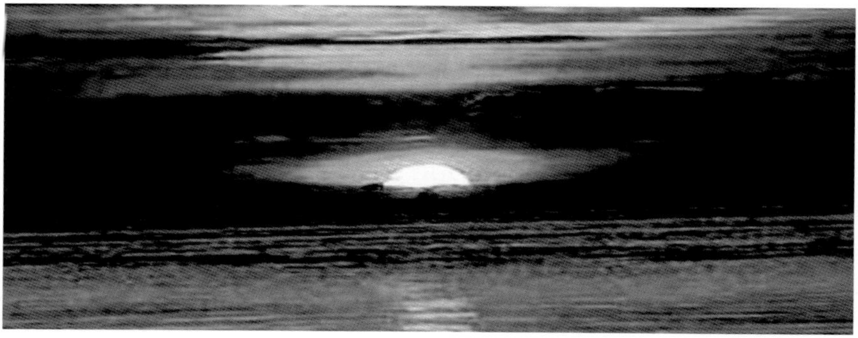

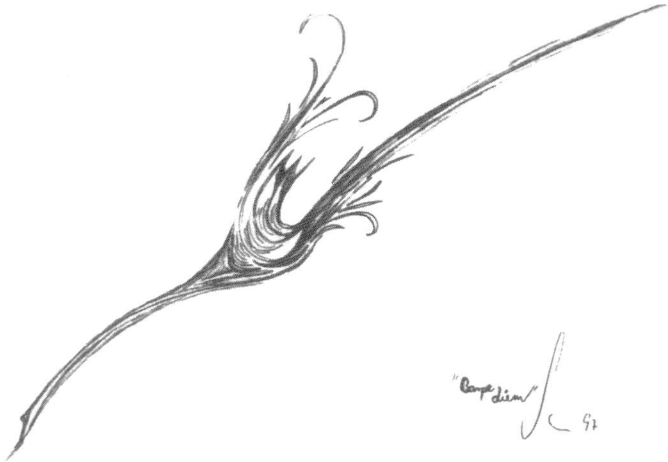

Tai chi und mehr - Wege zum inneren "Flow"

Auch die Chinesen helfen uns bei Phantasiereisen

Vielleicht hilft Ihnen bei der Entspannung auch ein kleiner Ausflug in die Denkweise der chinesischen Medizin. Das Konzept der chinesischen Medizin ist zwar seit Anfang der 80er Jahre hier bei uns als Standardprogramm vieler Therapiezentren etabliert worden, es existiert aber bereits im Prinzip seit Jahrtausenden im chinesischen Kulturkreis. Ziele und Methoden dieser chinesischen Medizin sind vielfältig. Je nach philosophischen oder religiösen Anschauungen haben alle Kulturen jedoch eines gemeinsam: Sie beschreiben Gesundheit und Gelassenheit als Ursprung für die Entwicklung individueller Fähigkeiten. Dies entspricht eigentlich auch der typisch westlichen Denkweise. Unser Begriff von psychosomatischer Ganzheit von Körper, Geist und Seele ging damals bereits auch mit in die Denkweise der chinesischen Medizin ein.

Viele chinesische Entspannungsmethoden bedienen sich dabei bestimmter körperlicher Bewegungsformen und der Rhythmik, um Gefühle und Wahrnehmungen darüber in Einklang bringen zu können. Sie gehen also über die bloße Theorie hinaus, auch für viele westliche Denkweisen eine gute Hilfe, das eigene Hirnkino auf umgesetzte Bewegung reduzieren zu können. Der Ursprung des Tai Chi beispielsweise ist ein strukturiertes Übungssystem von Bewegungsabläufen, deren Anfänge in kultischen Tänzen bereits etwa 2500 v. Chr. entstanden sind und dem Volk sozusagen verordnet wurden. Aus diesen Tänzen wurde dann im Laufe der Zeit der wesentliche Bestandteil der chinesischen Medizin als heilgymnastische Übung entwickelt. Da diese Tänze auch von Soldaten und Kriegern ausgeführt wurden, wird auch verständlich, dass hieraus verschiedene Techniken wie Schattenboxen, Kung Fu usw. entstanden sind. Ebenfalls aus dieser frühen Phase entstammen bestimmte meditative Atemübungen, die Bestandteil nahezu aller Entspannungsverfahren sind. Hier ist auch ein großer gemeinsamer Nenner zu finden. Sowohl in der chinesischen wie in der westlichen Denkweise spielen immer wieder Atemübungen eine zentrale Rolle. Die Taoisten entwickelten hieraus sogar die Kunst des Atmens, die "Mei Kung". Dies bedeutet nichts anderes als "innere Wirkungskraft". Innerhalb des Zen-Buddhismus (500 n. Chr.) wurden dann die verschiedensten Techniken weiterentwickelt. Immer spielten dabei die Körperbeherrschung und - über die Bewegung - die Schnelligkeit der Körperbeherrschung und die Konzentration auf innere Gelassenheit die entscheidende Rolle. Eine Art äußere Schule waren die Übungen selbst, die so genannte innere Schule, vergleichbar mit unserer mentalen Ausgangsbasis, war dann die psychische Grundhaltung zur Bewahrung der inneren Energie. Karateübungen sind dabei ein Beispiel für äußeres Boxen in Japan. Der Kern der chinesischen Medizin wird als Vorbild heutzutage gerne in andere Techniken übertragen, um Selbstbeherrschung zu erlernen. Hier liegt auch der Vorteil, einerseits die mentale Grundlage auf geistiger Ebene, andererseits auch die praktischen Übungen mit gewissen körperlichen Bewegungsabläufen. Immer steht dabei die Nutzung des eigenen Energiepotentials unter psychosomatischen Gesichts-punkten im Vordergrund. Sie sehen, diese chinesische Grundhaltung können wir gut für uns übernehmen, denn ein ausgeglichener Flow (Strom der Energie mit Ausgeglichenheit) wird nur durch innere Ruhe und Gelassenheit verwirklicht, jedoch im Sinne einer konzentrativen Entspannung und nicht nur in einer passiven Inaktivität. Menschen, die auf diese Art und Weise gelernt haben, sich besser über den Tag wahrzunehmen, beispielsweise indem sie immer wieder kleine Entspannungsübungen, mental und körperlich, praktizieren, schlafen in der Regel auch sehr viel erholsamer. Diese Grundvoraussetzungen können Sie besonders gut für Ihre eigenen Umsetzungen nutzen, wenn Sie über Phantasiereisen entspannen lernen wollen. Wenn Sie sich entschlossen haben, beispielsweise zur Schlafförderung Ruhe und Phantasiebilder zu nutzen und innerhalb der kurzen täglichen Entspannungsphasen zu integrieren, ist es ratsam und hilfreich, die nachfolgenden Hinweise zu beachten:

- Jede Phantasiereise sollte mit einer allgemeinen Entspannung, beispielsweise der Konzentration auf eine Ruheatmung, beginnen. Erst nach einigen Minuten der Hinwendung auf eigene Körpersignale, in diesem Falle einer Ruheatmung ähnlich dem autogenen Training, sollten Sie das Phantasiebild vor Ihren geschlossen Augen entstehen lassen und genießen.

- Es ist hilfreich, dass Sie Ihre individuelle Umgebung danach ausrichten. Kommen Sie z.B. von der Arbeit nach Hause und möchten 10 bis 20 Minuten entspannen, um dann erholsam einer weiteren Aktivität nachzugehen sollte dieses "Nach-innen-gerichtet-Sein" von Ihnen deutlich gekennzeichnet werden. Das kann je nach Umgebung und Möglichkeit bedeuten: das Zimmer verdunkeln, Telefon abstellen, vielleicht ein "Bitte nicht stören" an die Tür hängen.

- Jede Entspannungsübung mit nachfolgender Phantasiereise sollte in einer möglichst entspannten Grundhaltung begonnen werden. Dies kann, wie im autogenen Training beschrieben, sicherlich die typische Liegehaltung sein, kann aber auch jede andere Form einer Ruhehaltung für Ihren Körper bedeuten. Sie brauchen lediglich darauf zu achten, dass möglichst wenige Muskelgruppen Ihres Körpers benötigt werden, um diese Haltung zu halten. Deshalb ist es am besten, flach auf dem Rücken zu liegen, gegebenenfalls eine Decke als Unterlage, die Arme locker neben dem Körper, die Beine nebeneinander, ohne dass sie sich berühren. Auf einem Stuhl sollte man das Gesäß möglichst weit nach hinten bringen, um die Wirbelsäule weitgehend senkrecht zu stellen, um auch hier möglichst wenige Muskelgruppen anspannen zu müssen. Die Beine sollten nebeneinander senkrecht stehen, die Arme können dann locker auf oder neben dem Oberkörper fallen gelassen werden. Sie könnten dann beispielsweise den folgenden Text übernehmen, indem Sie ihn langsam lesen, sich auf ein Tonband sprechen oder auch individuell gedanklich abwandeln. Er ist aus meinen vielen Jahren der Entspannungshilfestellung entstanden und könnte Ihnen helfen, eine praktische Entspannungsübung mit Überleitung zu einer Phantasiereise zuzulassen:

"Und ich möchte mir wieder einmal ein klein wenig Zeit nehmen, es mir ganz bequem machen und entspannen, und während ich möglicherweise daran denke, wie schön es ist, einmal ganz zu entspannen, spüre ich allmählich die Veränderung in meinem Körper, das Gefühl sich langsam zu entspannen und zu spüren, wie die Arme und Beine entspannt und schwer auf der Unterlage liegen. Die Atmung geht ruhig und regelmäßig, und wie die gleichmäßigen Bewegungen einer Welle auf einem See kann sich die Entspannung allmählich vertiefen. Ich spüre eine langsame, zunehmende innere Ruhe, die im Gleichklang der Atmung sich weiterentwickelt. Mein Geist kann dabei ruhiger und klarer werden, und die Gedanken und Bilder, die noch auftauchen werden, können genauso schnell, wie sie gekommen sind, verschwinden. Ähnlich der ruhigen Brandung des Meeres kann ich immer ruhiger und entspannter werden. Ich fühle, wie ich beim Ausatmen ganz loslassen kann. Meine Aufmerksamkeit geht durch den Körper, ich spüre, wie er sich immer mehr entspannt. Es geht wie von selbst. Immer gelöster. Ich kann das Loslassen, das gelöst sein, diese Entspannung genießen, der Rhythmus der Atmung ist wie eine Meeresbrandung, die ganz von selbst die Entspannung vertieft. Ich fühle mich behaglich, sicher und gelassen, als läge ich sicher, warm und geborgen auf einer Waldlichtung im weichen Gras."

Der Text soll Ihnen helfen, vielleicht in ähnlicher Form immer erst über eine körperliche, einige Minuten lang dauernde Entspannung hinüber zufließen zu einer Phantasiereise, die die Entspannung noch vertiefen kann. Eine solche Form der Phantasiereise kann noch verstärkt und verbessert werden, wenn Sie leise Klänge einer Meeresbrandung oder Ähnliches ergänzen.

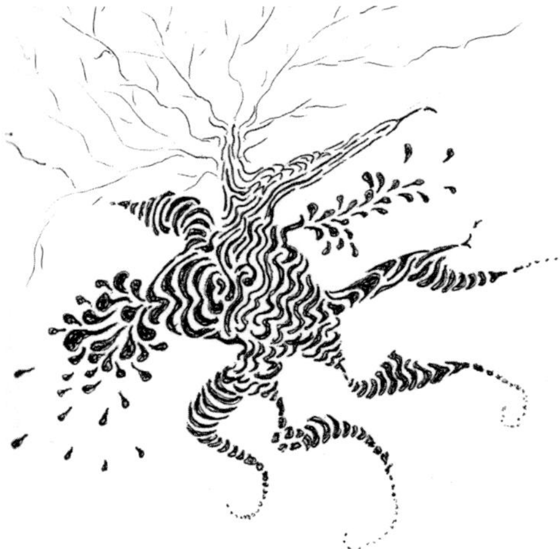

Phantasiereisen helfen Loszulassen

Expedition in die Tiefe des Gehirns

Phantasiereisen und Entspannung sollten dicht zusammengehören. Richtig angewandt bedeuten sie einen Weg zur Selbstheilung. Albert Schweitzer (Arzt und Nobelpreisträger) sagte einmal: "Wir Ärzte tun nichts anderes als den Doktor im Inneren zu unterstützen und anzuspornen. Alles Heilen ist Selbstheilung". Auch ich glaube, dass etwas an dieser Aussage sehr gut reproduzierbar ist. Wir können nämlich unseren schöpferischen Geist nutzen, um über Kreativität und Phantasie unsere innere Motivation zu fördern, bewusster zu leben. Bewusster leben kann dann bessere Lebensqualität bedeuten. Wir nutzen dabei nur die inneren Fähigkeiten, uns auf einen Bewusstseinszustand einzulassen, der einerseits Entspannung fördert und andererseits ebenso heilsam wirken kann. Aus allem Chaos im Kopf mit vielen Bildern und Eindrücken, gleichsam ein Gehirnkino, kann Wohltuendes entstehen. Im Folgenden möchte ich Ihnen nun Phantasiereisen als Formen des luziden Träumens darstellen. Phantasie und Tagtraum haben vieles gemeinsam und sind hervorragend in eine Entspannungstechnik einzubetten. Bisher haben Sie schon gelernt, dass verschiedene Bewusstseinsebenen sich auch in der Ausprägung des Wachseins unterscheiden können. So sind wir in einer tiefen Entspannung in einem abgesenkten Bewusstseinszustand, in einer Trance - ein eingeengter Bewusstseinszustand, in dem Träume aufsteigen können. Die allgemeine Sonderstellung des Traumes ist faszinierend, da die medizinisch-neurophysiologischen

Grundlagen keine umfassende Erklärung zulassen. Was liegt näher, als zu versuchen, Klarheit über den eigenen Traum zu erlangen, um ihn bewusst näher kennen zu lernen, als in der Nacht. Wir können den nächtlichen Traum vergleichen mit einem Film in unserem Gehirn, der unbewusst abläuft und kaum der eigenen bewussten Steuerung unterliegt. In einer Art Tagtraum, einer Phantasiereise, geht es also darum, an Ort und Stelle, gleichsam online, in traumhafte Phantasiereisen einzugreifen. Hier soll also nicht eine nachträgliche Trauminterpretation wie bei dem nächtlichen Traum passieren, denn dieser ist ja auch durch die Verfälschung des Wachbewusstseins sehr fraglich in seiner Aussagekraft. Es geht also um das direkte Miterleben einer Phantasiereise, eines luziden Träumens. Es gibt Bewusstseinszustände, in denen man selbst realisiert, dass man träumt, in einer Phantasiereise ist, und zwar nicht erst nach dem Erwachen. Fast alle Menschen können lernen, luzid zu träumen. Bewusstes und lenkbares Träumen und Phantasiereisen unternehmen ist für viele von uns schon ein bekanntes und allgemeines Phänomen. Wir können uns also beispielsweise vor dem Einschlafen darauf konzentrieren, ein Thema im Traum anzugehen. So können wir uns durch eine phantasievolle Einstimmung in den Nachtschlaf, etwa das Bild vom Liegen an einem Strand oder Ähnliches, auch darauf einlassen, welche Möglichkeiten in der Phantasie noch entstehen können. Die Straßen unserer Traumwelten durchqueren dabei Raum und Zeit, sie verbinden Erlebtes mit Vorgestelltem. Zeitlich-örtliche Grenzen scheinen in der Phantasie nicht zu existieren. Im Wachbewusstsein sind wir nämlich durch unsere Strukturen an Verantwortung und Verhalten gekoppelt - im Traum können wir diese Grenzen locker überwinden.

Selbstverständlich sind Abgrenzungen physischer und psychischer Natur tagsüber sehr sinnvoll und zweckmäßig, ermöglichen ja erst die Anpassung, sind aber bei der Nutzung von Phantasiereisen nicht sehr sinnvoll. Im Nachhinein bin ich mir selbstverständlich darüber klar, ob erforderliche Grenzen für den Alltag doch noch einzuhalten sind. Aber gerade dieses Phänomen, Grenzen phantasievoll zu überschreiten, ist ein wichtiger kreativer Aspekt unseres Geistes. Die Geschichte lehrt uns ein wenig über den Heilerfolg. In den Konzentrationslagern des Zweiten Weltkrieges z.B. träumten viele Menschen nicht etwa etwas Schreckliches, sondern von Stränden, Wärme, Wohlgefühl, selbst bei bittersten Tageserlebnissen. Das Gehirn schien einen letzten Selbstheilungsprozess im Traum oder in der Phantasie abrufen zu wollen. Menschen, die solche Desaster überlebt haben, berichten einheitlich davon, dass es Ihnen dadurch besser ging. Da Phantasiereisen tagsüber eine abgeschwächte Form des luziden nächtlichen Träumens sind, möchte ich Ihnen im Folgenden erst einmal etwas über den nächtlichen luziden Traum erklären:

Träume lenken lernen - Trancemethoden!

Es ist möglich, in seinem Traum zu erwachen. Man kann lernen, aktiv nach eigenem Geschmack die Träume zu lenken. Die Qualität des Bewusstseins ist dann luzide (=klar, hell) und dem Wachbewusstsein ähnlich. Gelingt dies, fühlen Sie sich geistig in einem solchen Zustand völlig wach und klar und wissen gleichzeitig, dass Sie jetzt noch träumen. Die Traumwelt um Sie herum erfassen Sie dann perfekt und realistisch mit allen Sinneseindrücken. Die Grenze zwischen Phantasie und Wirklichkeit kann überflogen werden. Mentale Grenzen zu überschreiten ist seit Jahrhunderten ein menschliches Bedürfnis. Auch in den Versuchen der letzten Jahrzehnte unseres Jahrhunderts, durch synthetische Drogen in einen solchen Bewusstseinszustand zu gelangen, zeigen sich nur die urmenschlichen Triebe, unser eigenes Bewusstsein zu erforschen. Bewusstseinsverändernde Stoffe, wie LSD oder andere synthetisch hergestellte, artverwandte Drogen, sollten das Bewusstsein erweitern. Allerdings ist medizinisch klar, dass dies ein Irrglaube ist. Die Bewusstseinsveränderungen infolge äußerer Einwirkungen, etwa durch Drogen, ist eher eine Flucht aus der Wirklichkeit des Tages, ein künstlicher Filter von außen, der uns allenfalls abhängig machen kann und sogar ein großes medizinisches Risiko darstellt. Im luziden Traum werden dagegen die eigenen Selbstheilungsmöglichkeiten des Gehirns in Gang gesetzt. Im Übrigen halte ich eine mögliche Verfälschung des Tagesgeschehens durch psychedelische Drogen für gefährlich. Psychosen mit anhaltenden Halluzinationen könnten die Folge sein. Ähnlich dem Krankheitsbild der schizophrenen Psychosen, in denen ebenfalls häufig Sinnestäuschungen und ein geteiltes

Bewusstsein die Folge sind, sind diese Zustände, die von außen durch Drogen herbeigeführt werden, keineswegs eine wirkliche Erweiterung. Hoher Leidensdruck, ein Gefühl der Blockade liegen vor, ungeachtet der zusätzlichen medizinischen Risiken durch diese Gifte im Körper. Nutzen Sie also die eigenen Fähigkeiten, Bewusstseinszustände durch luzides Träumen zu erforschen.

Merke:
Im Tagesgeschehen sind Grenzen der Wahrnehmung geradezu erforderlich, um das Bewusstsein optimal und positiv und geordnet arbeiten zu lassen.
Nachts oder in Phantasiereisen und durch luzides Träumen kann eine kreative Erweiterung hervorgerufen werden.
Um zu verstehen, wie diese Möglichkeit erlernt werden kann, erinnern wir uns an die psychophysiologischen Gegebenheiten. Die moderne Neurowissenschaft kann solche Bewusstseinszustände greifbar machen durch Erkenntnisse über die schöpferischen Möglichkeiten des Gehirns. Ein luzider Raum stellt einen hochaktiven REM-Schlaf dar. Die typischen Eigenschaften des normalen Traumes in Abgrenzung vom Wacherleben sind zum besseren Verständnis einmal dargestellt:

Traumlandschaften:

- Die Funktionsabläufe des Gehirns sind während des Träumens so aktiv wie im Wachbewusstsein. Wir sehen im Traum wie im Wachen. Traumphasen (REM-Phasen) treten nachts zyklisch alle 60 bis 90 Minuten auf.

- Nahezu alle Träume sind vorwiegend über den Sinneseindruck des Sehens geprägt. Jedoch können auch andere Sinneseindrücke deutlich, aber weniger ausgeprägt als im Wachbewusstsein auftreten. Die Reihenfolge der Ausprägung von Sinneseindrücken ist dabei: Steuerung der Phantasie und des Träumens: 70% durch Seheindrücke, 20% durch vermeintliches Hören, dann kommen Berührungsempfinden, Temperaturempfinden, Riechen und Geschmackseindrücke.

- Träume werden wahrscheinlich deshalb schneller vergessen, weil eine bewusste Speicherung im Gehirn kaum stattfindet. Dies ist sehr sinnvoll und ermöglicht eine Löschung und Neuordnung von Erlebnisinhalten. So kann eine Ordnung im Chaos der Gefühle hergestellt werden.

- Es gibt eindeutige Hinweise, dass auch ein Stoff existiert, der auf biochemischer Basis als Neurotransmitter in Träumen und in Phantasiereisen gebildet wird. (Acetylculin).

Merke:
Phantasie, Traum und Trance liegen dicht beieinander. Das luzide Träumen und die gezielte Phantasiereise sind eine Steigerung auf eine innere Wahrnehmung hin. Sie ist am ehesten mit einer Form der Bewusstseinserweiterung gleichzusetzen und kann innerhalb der Phantasiereisen auch tagsüber eingesetzt werden.

Das neurolinguistische Programmieren - NLP!

Vier Schritte zum erfolgreichen Entspannen - wie unser Bewusstsein positiv programmiert werden kann

Unser Selbstbewusstsein wird häufig dadurch geschmälert, dass die Erinnerung an negative Lebenssituationen unser Verhalten prägt. Ich zeige Ihnen nun, wie unser Selbstbewusstsein die Schwächung in vier Schritten überwinden kann. Dass Erfolg im Kopf beginnt, ist ein alter Hut. Es ist daher leicht gesagt, aber es ist tatsächlich so, denn wer lässt sich schließlich im Alltagsleben nicht davon prägen, dass er, wenn er einmal in eine Pfütze getreten ist, in die nächste sicherlich eher treten wird. Auch wenn wir genau wissen, dass dies eine negative Erwartungshaltung ist, kommen wir schlecht aus dieser misslichen Lage heraus. Es ist schließlich immerhin so, dass jemand, der einen Misserfolg erwartet, ihn auch eher erleben wird. Umgekehrt achten Sie jedoch darauf, dass derjenige, der einen Erfolg erwartet, auch erfolgreicher im Leben sein wird. Die folgenden vier Schritte beinhalten dabei die Methoden des NLP, des neurolinguistischen Programmierens.

Ein kurzer Ausflug in das NLP:

Als ich das erste Mal über das so genannte neurolinguistische Programmieren etwas hörte, dachte ich, es handle sich um eine neu entwickelte Computersprache. Weit gefehlt: Es dreht sich dabei um ein modernes Verfahren bzw. um eine Denkweise, die für das Alltagsleben oder im Management und in der Menschenführung hervorragend nutzbar ist. Das Verfahren nutzt neurologische und psychologische Erkenntnisse, die auch innerhalb von Entspannungsverfahren hervorragend eingesetzt werden können. Die Grundgedanken des NLP entstanden in den 70er Jahren in den USA und führten zu einer stürmischen Entwicklung in der Nutzung auf dem Gebiet der menschlichen Kommunikation. Ich habe in den letzten Jahren immer wieder bemerkt, dass auch in den Entspannungsgruppen, die ich leite, zur Selbsterfahrung, zur Verbesserung der Lebensqualität o. ä. diese Kommunikationsmuster auf sich selbst übertragen werden können. In den 70er Jahren analysierten Richard Bandler und John Grinder bei der Entwicklung des NLP die erfolgreichen Therapiemethoden von Milton Ericson (Hypnosetherapie), Fritz Pearls (Gestalttherapie) und Virginia Satir (Familientherapie). Trotz der sehr unterschiedlichen Vorgehensweisen in deren therapeutischer Arbeitsweise stellten Bandler und Grinder fest, dass sie gemeinsame Erfolgskonzepte bei den jeweiligen Therapeuten herausfiltern konnten. Aus solchen Gemeinsamkeiten des Erfolges dieser etablierten Methoden leiteten Bandler und Grinder die Regeln und die Modelle ab, die sie dann in der therapeutischen Arbeit ausprobierten und in ihrer Wirksamkeit prüften. Es wurde keine neue Therapie entwickelt, sondern ein Modell aus den Erfolgen der anderen, bewährten Methoden gefertigt. Es handelt sich also um eine Optimierung bestimmter Erfolgsstrategien. Warum dieses Modell nun gut funktionieren kann, ist durch die Abkürzung NLP erklärbar.

"N" steht für Neuro, das griechische Wort für Nerv. Die Grundannahme ist dabei, dass jede menschliche Verhaltensweise das Ergebnis neurologischer Prozesse ist, bei denen Informationen reduziert, gefiltert, eventuell optimiert oder verstärkt werden können. Die Informationen

selbst werden im Gehirn über die Sinnesorgane ermittelt und ausgewertet. Informationen können von außen als Reize auftreten oder aber auch von innen kommen. Dies ist auch besonders gut nutzbar bei der Anwendung von Entspannungstechniken, die sich mit der eigenen Körperwahrnehmung beschäftigen. Das sympathische oder vegetative Nervensystem bildet ihre Regelkreise, die letztendlich vom Gehirn gesteuert werden. Bewusste und unbewusste Abläufe fließen hier zusammen. Unser Gehirn wechselt dabei verschiedene Bewusstseinslagen und Aufmerksamkeitsstadien. In Entspannungstechniken nutzen wir also die Fähigkeit, dass wir willentlich einen bestimmten Bewusstseinszustand hervorrufen können.
Das **"L"** leitet sich vom lateinischen "Lingua = Sprache" ab. Es bedeutet, dass alle nervlichen Erfahrungen (diejenigen der Außenwelt ebenso wie die inneren Erfahrungen und gefühlsmäßigen Erlebnisweisen) durch eine Sprache dargestellt werden müssen, um bewusst wahrnehmbar zu werden. Das Kommunikationssystem Sprache ist dabei die Voraussetzung für eine Auseinandersetzung mit den Eindrücken und den Erfahrungen der äußeren und inneren Welten unseres Gehirns. Auch das ist psychologisch hervorragend nachvollziehbar: Gefühle sind bewusst nur dann sich selbst und der Umwelt gegenüber mitteilbar, wenn sie auch in sprachlicher Form darstellbar sind. Sonst bleiben sie eher diffus und unwirklich. Deutungen und Interpretationen sind selbstverständlich von den individuellen Erfahrungen der Menschen abhängig. Aus diesem Grunde nutzen auch viele Entspannungstechniken die Möglichkeit, mit immer wieder sich wiederholenden Leitsätzen, etwa wie die Formel des autogenen Trainings, solche inneren Wahrnehmungen zu verstärken.
"P" steht für programmieren und bedeutet, dass die Muster

der verschiedenen sinnlichen Wahrnehmungen systematisch nutzbar sind nach den Kriterien des Lernens. Wiederholungen von Abläufen bestimmter Wahrnehmungen schleichen sich also ein und werden reproduzierbar. Im Gehirn wiederkehrende Prozesse verfestigen sich dabei. Zum Beispiel lernen wir die Technik des Autofahrens und die Bedeutung der Schilder, um schließlich fast automatisch ein Auto lenken zu können. Lernen am Erfolg bedeutet dann, ein positives Lernergebnis öfter zu wiederholen.

Merke:
Auch die Wiederholung von negativen Erfahrungen, also Misserfolgen, kann fatale Folgen haben. Auch diese werden in unserem Gehirn gespeichert. Versuchen Sie also im täglichen Ablauf eher positive Dinge zu wiederholen, sie sich zumindest jedoch bewusst zu machen, um sie einzuspeichern. Das positive Ergebnis wird ja immer genauso gespeichert. Menschliches Lernen kann dabei bewusst und unbewusst ablaufen, bestimmte Dinge lernen wir auch, ohne es zu wollen. Dies bedeutet nichts anderes, als dass die stetige Wiederholung bestimmter Entspannungsübungen schon alleine einen positiven Effekt auf die tatsächliche Wirkung haben kann. Denken Sie auch an andere Beispiele aus dem alltäglichen Leben, beispielsweise die Werbung: Durch ständiges Wiederholen bestimmter Floskeln wird eine Gedankenfolge oder ein bestimmter Inhalt in unserem Gedächtnis verankert. Auch die Melodie, die wir morgens auf dem Weg zur Arbeit im Autoradio hören, kann uns wie ein Ohrwurm über den Tag begleiten, ohne dass wir es eigentlich wollen.
Die grundlegenden Kenntnisse und die Erfolge des NLP haben dabei folgende nutzbare Aussagen, die ich Ihnen

zusammenfassend einmal darstellen möchte:

Die meisten Informationen und Reize für die Menschen werden gar nicht oder teilweise nur unbewusst wahrgenommen. Nur plötzliche neue oder unerwartete Informationen fallen uns auf. Dieser Mechanismus ist sehr sinnvoll, da aus einer Flut von Reizen ausgewählt werden kann. Die Arbeit nimmt uns unser Unterbewusstsein ab. Wichtiges bleibt erhalten, Unwichtiges fällt heraus. Herausragende Ereignisse bleiben dabei durch ihr Erstauftreten besonders im Gehirn verankert. Ein Beispiel hierzu: Die erste Mondlandung war ein Ereignis. Die weiteren Mondlandungen weckten sonderbarerweise viel weniger das Interesse der Öffentlichkeit. Alle Informationen werden vergleichend beurteilt und mit bereits früher gemachten Erfahrungen in Zusammenhang gebracht. Unser Gehirn funktioniert dabei als Speicher und gibt eine Voraussetzung für einen Pool bestimmter Lebenserfahrungen. Unsere täglichen Verhaltensweisen werden durch diese Speicher und Vorabinformationen mit beeinflusst. Bestimmte Verhaltensweisen, also auch der Umgang mit Stressfaktoren, werden hierdurch erst ermöglicht.

Gefühle sind die wichtigsten Steuerungsmerkmale für das Verhalten. Wir können sie nicht bewusst einsetzen, sondern sie sind vorhanden. Von unschätzbarem Wert ist demnach, mit eigenen wie fremden Gefühlen behutsam und achtsam umzugehen. Persönliche Kreativität ist in hohem Maße von der Integration der sachlichen sowie der gefühlsausgelösten Bewertung abhängig. Nicht unsere allgemeine Intelligenz ist allein entscheidend, sondern der emotionale Hintergrund. Dies gilt sowohl für das psychophysische Erleben tagsüber als auch in der Nacht.
Bestimmte Ausdrücke innerhalb des NLP sollen Sie noch

kennen lernen, das so genannte "Ankern" eines Gefühls ist ein Vorgang, den jeder aus seinem alltäglichen Leben kennt. So kann das entspannte Gefühl bei einem Sonnenuntergang am Meer wieder hervorgerufen werden, wenn wir uns nur mit geschlossenen Augen in eine Entspannungsphase begeben, eine Trance vielleicht, und uns an diese Situation erinnern. Das gleiche Gefühl kann dann aufkommen. Trance bedeutet nichts anderes als eine Art Traumzustand, ein Dösen, bei dem wir alles andere in der Gegenwart ausblenden und wie mit einer Taschenlampe nur auf bestimmte Sinneseindrücke fokussieren. Unser Bewusstsein ist ein klein wenig eingeengt, etwa so, wie wenn wir einen spannenden Film im Fernsehen verfolgen und dabei bestimmte Dinge Drumherum ganz vergessen oder scheinbar gar nicht hören. Oder geht es Ihnen nicht auch manchmal so: Ein bestimmtes Musikstück ruft eine bestimmte Lebenssituation zurück, wir erinnern uns an den Tanzkursus oder Ähnliches. Wir hören dann die Musik und gleichzeitig nehmen wir die bildhaften Erinnerungen der damaligen Szene wahr. Der innere Vorhang einer eigenen psychophysischen Bühne geht dann dabei auf und der Ausschnitt wird erneut spürbar und erlebbar. Eine kurze Trance (mit eingeengter Wahrnehmung also), die positive Erfahrungen abruft, ist also für jeden Menschen praktizierbar. Das Wort "Ankern" bedeutet dabei, dass wichtige Dinge mit einfachen Erinnerungsstützen kombiniert werden. Auch manche früheren Erfahrungen kommen einfacher zutage, wenn sie optimal im Gehirn geankert wurden. Das funktioniert dann ähnlich wie bei einem Reflex: Lässt die intensive Vorstellung einer Zitrone und ihres sauren Geschmacks bei Ihnen nicht auch das Wasser im Munde zusammenlaufen, weil Sie sich vorstellen können, wie furchtbar sauer eine

Zitrone schmeckt? Wer die Erfahrung jedoch nie gemacht hat, wird auch keine Reaktion erleben können. Ankern findet auch bei psychosomatischen Vorgängen ständig statt. Bewusste Anker werden von vielen Menschen täglich abgerufen: Ein bestimmter Geruch lässt Gedanken an die letzte Grillparty emporsteigen, ein Parfüm erinnert sie an eine alte Liebe u. ä. Anker können auch gestapelt werden. Eine Erinnerung kann die nächste Erinnerung freisetzen oder zur Folge haben usw. Unser Gehirn reiht dann bestimmte Inhalte nacheinander anhand der aufgerufenen Gefühle auf, je nachdem, welche Reizeindrücke entscheidend waren. So entscheidet das NLP zwischen auditiven Ankern (also gehörte Erinnerungen und Gefühle), so genannten kienästhetischen Ankern (wenn wir uns an die Berührung von einem Menschen oder an eine Temperatur in einer Urlaubssituation erinnern usw.) und noch weiteren Ankern, die jeweils mit den Gefühlserfahrungen in Kombination stehen. Dabei sind die visuellen Anker die entscheidendsten.

Merke:
Wir können lernen, gezielt positive Wahrnehmungen abzurufen! Wir nutzen damit das NLR.
Wie schon oben erwähnt, können negative Erlebnisse ebenso gespeichert werden, können dann aber gelöscht werden durch "Nichtwiederholung". Versuchen Sie also immer wieder, beispielsweise bei der Einübung von Entspannungstechniken, positive Erlebnisse zu wiederholen, um sie erstens zu ankern, also zu speichern, und zweitens hierdurch zu verfestigen. Da der Speicherplatz in unserem Gehirn nicht endlos ist, ist es für viele Menschen wichtig, Speicherplatz wiederzugewinnen, also negative Erfahrungen vergessen zu lernen. Wie funktioniert nun also

eine allgemein menschliche Kommunikation nach diesen Kriterien? Sie läuft über folgende Schritte: Tagsüber wird in der Kommunikation mit anderen Menschen zuerst der so genannte Rapport hergestellt, vergleichbar mit dem "Sicheinlassen auf das Gegenüber". Hier dient eine genaue Beobachtung, beispielsweise der Augenbewegung des Menschen, dazu, sich optimal anzugleichen oder aber auch in der Situation etwas selbst leiten zu können. Das NLP benutzt hier die Ausdrücke "pacen" und "leaden" (also anpassen und leiten). Im Gespräch können dann Inhalte, Gesprächsergebnisse oder Entscheidungen geankert werden. Der im weiteren Zusammenhang wichtige Begriff des NLP kann auch von vielen Therapeuten genutzt werden: die so genannte PENE-Trance, Durchdringen der Trance, ist eine mögliche Folge der oben genannten Mechanismen: Ein ausgewählter, wie mit einem Lichtstrahl beleuchteter Bewusstseinszustand (etwa auch ein Entspannungszustand), Erfahrungsbereich oder ein situatives Gefühl durchdringen die Schranke des Unterbewussten und können im Bewusstsein auftauchen. Im NLP nennt man dies: "Es modelliert die Situation. " Dieses Phänomen kann dann genutzt werden, um beispielsweise Ängste zu verlieren. Stellen Sie sich intensiv das Gespräch mit Ihrem Vorgesetzten vor, das in Ihnen Angst auslöste -jetzt vergegenwärtigen Sie sich, welche besonderen Merkmale positiv bei dem Vorgesetzten in dieser Situation hervorstachen und machen Sie sich diese selbst gedanklich zu Eigen - Sie fühlen sich entspannter und angstfreier als vorher (PENE-Trancemodell). Benutzt werden solche Mechanismen auch für die Werbung im Management oder im Verkaufstraining. Allerdings wäre es durchaus möglich, dass Sie auf Ihrer nächsten Party einmal versuchen, einen optimalen Rapport mit dem Menschen Ihnen gegenüber herzustellen, also zu pacen, dann zu leaden, um auszuprobieren, wie Sie durch die Aufmerksamkeit der gefühlsmäßigen Ebenen etwas erreichen können. Es gibt noch weitere therapeutische Schritte, die dann eine Veränderungsmöglichkeit des Einzelnen bewirken können. Hierbei kann dann die persönliche Geschichte verändert werden (changed history), wie ich Ihnen gleich an einem Beispiel in vier Schritten darstellen werde, um aus Niederlagen Siege für Sie zu machen. Vorher aber noch ein weiterer Begriff, nämlich das so genannte "reframing". Es bedeutet nichts anderes, als einen neuen Bezugsrahmen in eine bestimmte Situation zu bringen.

Ein Beispiel aus einer Therapie:
Eine Frau ist todunglücklich, weil sich der Partner nach vielen Jahren von ihr getrennt hat. Emotional nachvollziehbar scheint, dass die Frau sich verlassen fühlt, also allein gelassen ist, klagt und sich emotional wirklich "betrogen" fühlt. Die Frage: "Waren Sie denn immer glücklich und geborgen, fühlten Sie sich in der Zeit der Partnerschaft immer geborgen und aufgehoben? " wird sie mit "nein" beantworten (müssen!). Also gibt es nun nach der Trennung die Möglichkeit, eigene Ideen und Ressourcen zu nutzen. Nicht nur das vordergründig Negative ist von Bedeutung, sondern auch die durchaus vorher übersehenen positiven Dinge. Die Herausstellung der positiven Anteile dieser Trennung lässt die Frau mutig werden und selbstbewusst in die Zukunft sehen. Die Tatsache der Trennung hat einen neuen Bezugsrahmen erhalten (reframing). Sie haben gemerkt, dass also ein und derselbe Sachverhalt mit seinem emotionalen Gehalt von verschiedenen Gesichtspunkten aus beleuchtet werden kann und hierdurch auch völlig verschiedene emotionale Inhalte

bekommt. Andere Blickwinkel bedeuten dann immer auch einen Zugewinn an so genannten Ressourcen. Ressourcen sind dabei übrigens alle Kräfte, Energien, Fähigkeiten und Erfahrungen, die bisher noch nicht beachtet und ausgeschöpft wurden. Ist das Ziel dann klar, nämlich der Wunsch, aus dem so genannten depressiven Loch (bei dem vorgenannten Beispiel) herauszukommen, sollte der Therapeut sinnesspezifische Methoden nutzen, um das Ziel zu klären und mit dem Patienten zu bearbeiten. Hier kennt das NLP die physiologisch nachvollziehbaren Kanäle, über die das besonders gut passieren kann:

"V" = visuell (das Gegenüber beobachten)

"A" = auditiv (Klang der Stimme wahrnehmen)

"K" = kienästhetisch (Körperhaltung, Kontakt zu anderen spüren usw.)

"0" = olphaktorisch und gustativ (Geruch, Geschmack wahrnehmen usw.)

Rein medizinisch und entspannungsphysiologisch gesehen ist diese eine hervorragende Möglichkeit, über den bewussten Einsatz solcher Signale und aus der Beobachtung heraus sich in einer Kommunikation sich selbst und anderen gegenüber besser einschätzen zu können. Aus dieser Einschätzung heraus können dann Änderungen in positiver Richtung erfolgen. NLP ist also für alle Menschen nutzbar, aber auch in der Wirtschaft, für schulische Belange, für den Mediziner und für sonstige Kommunikationsvorgänge, da es ermöglicht, positive Veränderungen in die gewünschte Richtung hin spielerisch zu bewerkstelligen. Das resultierende positive Denken ist dabei eine lebenserleichternde Situation, die uns auch den Alltag und den Schlaf ausgeglichener und zufriedener erleben lässt. Nahezu jede Entspannungstechnik nutzt dabei ja die oben beschriebenen Kanäle, um positive Gefühle mit Veränderungen im Körper zu ankern und zu speichern. Letztendlich wird die Leistungsfähigkeit und Kreativität individuell erkennbar und anwendbar.

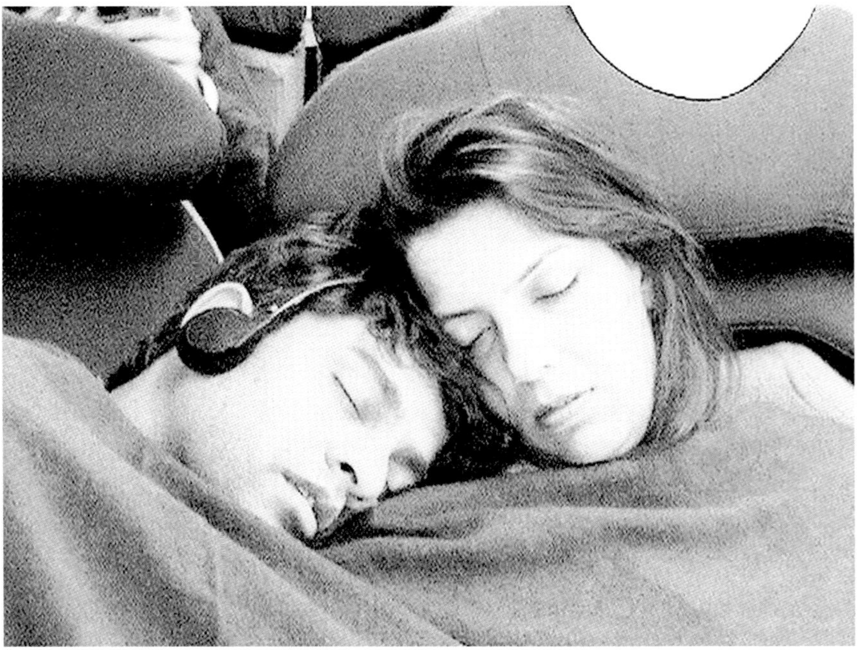

Grundregeln für das luzide Träumen in der Nacht

(modifiziert nach Tholeys Methode)

- Wenn Sie einige der folgenden Punkte beherzigen, werden Sie nach einiger Zeit, vielleicht einigen Wochen, feststellen, dass Ihre Träume bewusster sind, Sie sich eher daran erinnern können. Sie können auch tagsüber während der Entspannungstechniken besser Phantasiereisen unternehmen.

- Sie sind dann also in der Lage, luzide zu träumen, um Neues kennen zu lernen, vielleicht auch, um "Probelösungen" für anstehende Konflikte durchzuspielen. Dies würde dann immer bedeuten, dass Sie in einem ersten Schritt tief entspannen, dann eventuell auf eine Phantasiereise gehen, um eine Probelösung, gleichsam eine Szene, durchzuspielen. Folgende Vorgehensweise hat sich dabei als erfolgreich erwiesen:

- Fragen Sie sich am Tage häufiger: "Wache ich oder träume ich?" Sie sollten sich dafür eine Minute Zeit nehmen. Sicher kommen Sie häufig zu dem Ergebnis: Ich bin hellwach und denke jetzt das usw.

- Zur selben Zeit versuchen Sie sich intensiv vorzustellen, dass dieser gleiche Zustand ein Traum sein könnte, einschließlich aller Körperempfindungen.

- Während dieses Vorgehens fragen Sie sich häufiger, ob Erinnerungen aus dem Gedächtnis auftauchen, mit eventuellen Handlungen, die schon in der Vergangenheit abgelaufen sind.

- Versuchen Sie solche kurzen Abläufe (kurze Tranceaugenblicke) dann auch am Tage einzulegen, wenn Sie typisch für Träume sind, beispielsweise in Situationen mit starken Emotionen oder bei Überraschungen, die Sie erleben. Selbstverständlich können Sie auch alle Entspannungstechniken damit intensivieren, dass Sie sie durch "träume ich oder wache ich, habe ich eine Phantasiereise" verstärken.

- Wiederkehrende Traummotive der Nacht, an die Sie sich erinnern, sollten Sie prüfen, ob diese auch tagsüber als Erinnerung aufkommen.

- Wenn es problematisch ist, sich an Träume zu erinnern, versuchen Sie das Gedächtnis durch andere Entspannungstechniken zu trainieren, etwa autogenes Training, Atementspannung o. ä.

- Vor dem Einschlafen versuchen Sie bitte nicht, luzides Träumen mit Gedankenkraft zu erzwingen. Sagen Sie sich einfach einige Male vor dem Einschlafen, dass Sie aufmerksam und bewusst träumen werden.

- Versuchen Sie gerade zu Beginn der Einschlafphase, spezielle Handlungen einfacher Art, z.B. einen Spaziergang auf einem Waldweg o. ä., in den Traum mit einzubeziehen.

- Nutzen Sie, wie oben bereits angegeben, Einschlafsuggestionen, die mit dem Schlaf gut zu vereinbaren sind und mit hinein genommen werden können, z.B. am

Strand oder auf einer Wiese liegen usw.

- Nutzen Sie die Körperwahrnehmung wie beim autogenen Training, indem Sie sich ganz auf das Körpergefühl (Entspannung der Arm- und Beinmuskulatur, der Atmung usw.) konzentrieren.

- Wichtigster und letzter Punkt: Erzwingen Sie nicht jeden Abend vor dem Einschlafen, dass luzide, also bewusste Träume und Phantasien auftreten, sondern denken Sie nur daran, dass Sie eventuell auftreten könnten.

- Diese Form des Antistresstrainings durch Phantasiereisen oder luzides Träumen in der Nacht ist also in der Kombination mit Entspannungen am Tag gut einzusetzen. Phantasiereisen mit Ruhebildern bedeuten eine meditative Entspannung. Phantasiereisen bedeuten dabei mehr, als bloße Bilder zu sehen. Erfahrungen und Erlebnisse können mit freien Assoziationen (zufällig...?) auftreten und zu einem Bild, nämlich der Phantasie in der Entspannung werden. Ein emotionaler Anstoß für eine Phantasie schafft unserem Geist den Freiraum für eine freie Vorstellung, ähnlich dem Tagtraum, wie oben beschrieben. Mit geschlossenen Augen können Sie die folgenden geistigen Bilder einfach einmal ausprobieren. Sagen Sie sich dabei den jeweiligen Satz ein paar mal innerlich vor und malen Sie im Geist ein Bild:

> Sie sitzen in einem Strandkorb und beobachten das Meer.

> Sie liegen auf einer Waldlichtung im weichen Gras.

> Sie machen alleine einen Strandspaziergang.

> Sie schweben gelassen wie ein Vogel, gleiten über die Landschaft hinweg und schauen von oben auf die Erde.

> Sie liegen in der Badewanne und genießen das wohltuende Gefühl von Wärme und Entspannung.

Wenn Sie annehmen, solche Übungen in Kombination mit der Entspannungstechnik, die Sie für sich wählen, nicht auf Anhieb schaffen zu können, sollten Sie ein paar Dinge bedenken. Bevor Sie die Augen schließen und entspannen, sollten Sie sich im Wachzustand fragen, welche Phantasiereise Sie planen werden. Sie bereiten Ihr Bewusstsein also darauf vor, welches Bild Sie dann anschließend in die Entspannung mit hinein nehmen. Achten Sie innerhalb des Bildes immer auf eine positive Grundeinstellung. Erfinden Sie ruhig einmal eigene Phantasiereisen. Nutzen Sie die Möglichkeit, sich an besonders viele Einzelheiten innerhalb des Bildes zu wenden bzw. sich darauf zu konzentrieren.
Hilfestellungen, um dies zu intensivieren, könnten sein:
Fragen Sie sich, welche Jahreszeit in dem Phantasiebild ist.
Fragen Sie sich auch, welche Tageszeit und welches Wetter in dem Bild herrschen.
Von besonderer Wichtigkeit sind die Fragen nach Sinneseindrücken. Also, was können Sie sehen, was können Sie hören, riechen, schmecken oder fühlen.
Ähnlich einem Wachtraum können Sie innerhalb Ihrer Phantasiereise also etwas plastisch gestalten und planen, indem Sie die Sinneseindrücke vergegenwärtigen und Sie dann innerlich mit geschlossenen Augen abfragen. Manche Menschen können sich auch ganz besonders gut auf eine Entspannung mit Phantasiereise vorbereiten, indem sie

Mandalas benutzen, auf die sie ein bis zwei Minuten schauen. Es ist also auch ein direkter Weg möglich, mit Hilfe eines Mandalas einen Zugang nach innen zu trainieren. Hierbei werden übrigens die Eigenschaften des Sehnervs bei der Verarbeitung symmetrischer Formen auf das Gehirn genutzt, um eine Bewusstseinseinengung zu bewirken, die in einen Trancezustand übergehen kann und tiefer in einen meditativen, phantasievollen Entspannungszustand.

Vier-Stufen-Training zum Erfolg

Ich möchte Ihnen nun die vier Schritte zu einem besseren Selbstbewusstsein durch Kognition vorstellen!
Kognitive Verarbeitung, auch ohne Entspannungsübung, anwendbar (Wahrnehmen, Denken, Lernen).

Stufe 1: Ein Dilemma, ein Misserfolg kann und sollte nicht weggelogen werden, sondern die erste Stufe bedeutet immer, dass Sie sich an einen Misserfolg erinnern, um ihn später löschen zu können. Sie können also das Gesamtfiasko Ihrer Negativerfahrung erst dann überschreiten, wenn Sie sich erst noch einmal die Negativsituation komplett vor Augen geführt haben. Forschen Sie also deshalb in Ihrem Gedächtnis nach: Was geschah damals? Was sagten Sie ihrem Gegenüber? Was taten Sie? Was tat Ihr Gegenüber? Was fühlten Sie dabei, wo im Körper fühlten Sie es? Rufen Sie insbesondere sämtliche verfügbaren Eindrücke ab, besonders die, die Sie in Ihrem Körper in dieser damaligen Situation des Misserfolges spürten. Das kann natürlich manchmal unangenehm sein. Niemand erinnert sich gerne an solche persönlichen Niederlagen. Aber es ist für eine innere Reinigung und die Verwandlung des Misserfolges unbedingt nötig, da Sie sich nichts vorlügen sollten.

Stufe 2: Wenn Sie einige Zeit intensiv einen Misserfolg nachgelebt haben, werden Sie sich nicht wohl fühlen, sondern Sie werden innerlich unter Stress geraten sein und eine allgemeine negative Stimmung erleben. Diesen Stress können Sie nun durch eine Entspannungstechnik hervorragend angehen. Die Problemsituation soll also unterbrochen werden durch die Bewusstwerdung, dass Sie sich aus dem

Bann des Misserfolges über eine andere aktive Körperwahrnehmung befreien können. Sie können sich beispielsweise befreien, indem Sie diese Stimmung abschütteln wie ein Sportler, der nach dem Wettkampf aufsteht, Arme und Beine ausschüttelt und tief durchatmet. Sie schaffen sich so eine Distanz zu blockierenden Situationen, indem Sie also Ihr eingeengtes Negativbewusstsein durchbrechen und beispielsweise einige Minuten lang körperlich muskuläre Übungen machen (Sie könnten beispielsweise auch zwei bis drei Übungen aus dem Muskelentspannungstraining nach Jacobsen durchführen). Nun schließen Sie eine kurze Entspannungsübung an, vielleicht die Schwere- und Atemübung des autogenen Trainings, um den Körper in einer entspannten körperlichen Ausgangslage zu erleben.

Stufe 3: Sie können nach diesen beiden Vorstadien dazu übergehen, ähnlich einem neuen Drehbuch, nun die gleiche Situation in Ihrem Kopf einmal anders ablaufen zu lassen. Am allerbesten ist es jedoch, die Geschichte tatsächlich aufzuschreiben. Finden Sie erstens für jeden negativen Eindruck, den Sie aus Ihrem Gedächtnis in der Stufe 1 erlebt haben, einen positiven Eindruck. Wenn Sie also vor Ihrem geistigen Auge eine Auseinandersetzung mit Ihrem Vorgesetzten hatten, der Sie angeschrieen und unbarmherzig gekränkt hat, stellen Sie sich nun einmal vor, nicht stumm dazusitzen, sondern ihm ganz ruhig Ihre Meinung zu sagen. So fahren Sie auch in der weiteren Situation fort, wobei Sie jeweils Ihr eigenes Verhalten und die Negativsituation in ein neues, positives Drehbuch schreiben. Aufschreiben sollen Sie jedoch nur die positive Wendung. Nehmen Sie sich zwischendurch immer wieder Zeit, sodass nicht die alte, sondern die Szene der neuen

Situation sinnspezifisch innerlich erlebt wird: hören, riechen, sehen, fühlen und sprechen Sie alles vor Ihrem geistigen Auge, was dann in einer neuen "gespielten" Situation ablaufen könnte. Nach einer kurzen positiv vorgestellten und aufgeschriebenen Szene vergleichen Sie die alte geistige Szene mit der neuen positiven aufgeschriebenen Szene. Ist Ihre Lösung dann gut, schreiben Sie ruhig unter die Sätze, dass Sie sich gut fühlen und die Lösung für Sie optimal ist. In dem oben genannten Beispiel könnte das Gespräch mit Ihrem Chef also zerlegt werden in zwei bis drei einzelne Szenen, die nacheinander aufgeschrieben werden und die Sie neu umgeschrieben hatten. Als Gesamtergebnis wird sich ein positives Bewusstsein für Sie einstellen.

Stufe 4: Der neue Film, die Szenen, die Sie aufgeschrieben haben, mussten noch abgespeichert werden, um Ihr Selbstbewusstsein wiederzubekommen. Wiederholen Sie hierzu die neue Version und die Szenen so häufig, also etwa fünf- bis siebenmal, dass Sie annehmen können, dass sie automatisch abläuft. Hierdurch löschen Sie dann die alte Erfahrung und Sie haben sie nicht weglügen müssen. Das Fiasko soll ja nicht ungeschehen gemacht, sondern erkannt, nacherlebt, umgeschrieben und gespeichert werden.
Wer sich die Mühe dieser vier Stufen macht, wird sich wohl fühlen lernen, besonders dann, wenn er die Mittel der Selbstentspannung einsetzt und es sich nach getaner Arbeit des Nacherlebens gönnt, durch ein Entspannungsverfahren einfach loszulassen. Somit ist das Vergessen eine Form geistiger Hygiene: Es sondert unbrauchbare Informationen aus.

Schritte zur meditativen Entspannung -

mentales Fitnessstudio durch Meditation

Wenn das bisher Gesagte sehr daran gebunden war, auf bestimmte Techniken und Körperhaltungen einzugehen, so muss sich derjenige, der etwas über Meditation weiß, darüber klar sein, dass ein Zustand der Meditation etwas Ähnliches erbringt, aber sehr viel mehr von Ihrer mentalen Fähigkeit abhängt, sich auf innere Wahrnehmungen einzulassen. Tägliches, kurzes Meditieren heißt nichts anderes als nachsinnen, sich geistig versenken, um neue Kraft zu schöpfen. Es bedeutet jedoch nicht, dass Sie durch Meditation Probleme des Alltags lösen wie bei dem bisher Gesagten. Aber es versetzt Sie in die Lage, notwendige Problemlösungen im Nachhinein kreativer, vielleicht auch optimistischer und entspannter anzugehen. Tägliches Entspannen durch Meditationsübungen bedeutet ebenfalls eine Balance im Körper-Seele-Gleichgewicht, um eine Ausgeglichenheit auf psychosomatischer Ebene zu erreichen. Neben einer entspannten Körperhaltung nutzen Sie also nun noch die mentalen Fähigkeiten, die Sie besitzen. Dabei können alt und jung diese kurzen täglichen Übungen nutzen lernen. Meditieren bedeutet also 10- bis 20-minütiges tiefes Entspannen, Loslassen, bedeutet jedoch auch eine Änderung Ihres Alltagsbewusstseins. Vielleicht lernen wir bewusster, in bestimmten Situationen etwas um uns herum aufzunehmen. Bedenken Sie ganz einfach, dass Tanzen und Lachen ebenso schöne Gefühle darstellen, die Ausgleich für unser Bewusstsein erbringen, bei dem Grenzen und Trennlinien ebenso verschwinden und für eine innere Harmonie sorgen, wie bei der Meditation.

Menschen, die solche Grundlagen beherrschen, also meditative Menschen, sind spielerischer, freier und offener für Neues. Sie sollten also lernen, zu einer richtigen Zeit entspannt zu sein, können sich dann auch in neuen Situationen konzentriert, angespannt und erfolgreich verhalten.

1. Schritt: Bestandsaufnahme und Körperhaltung
Stellen Sie fest, welche eigene Körpersprache Sie besitzen. Versuchen Sie dabei auch, völlig wertfrei festzustellen, welche psychosomatische Ausdrucksform Sie in welcher Situation erleben. So kann ein hoher Blutdruck bedeuten, dass Sie unter zu hohem allgemeinem Druck stehen, zu angespannt sind. Häufige Kopfschmerzen könnten gedeutet werden als: Mir platzt der Schädel, ich zerbreche mir den Kopf zu häufig. Gedanken, die uns durch den Kopf gehen, können schließlich ja tatsächlich Kopfschmerzen verursachen. Bei Atemstörungen ist häufig ein Schrecken und eine Bedrängnis die Ursache oder eine allgemeine Angst. "Mir bleibt die Luft weg, ich bin ganz atemlos. " Und so kann auch typischerweise ein psychogener Juckreiz bedeuten: "Das geht mir unter die Haut, das juckt mich. "
Vielleicht nutzen Sie diese kleinen Anregungen, um selbst einmal Ihre eigene Körpersprache zu hinterfragen, um die Deutungsmöglichkeiten einzusehen. Wo liegen Ihre eigenen Ausdruckskanäle auf psychosomatischer Ebene? Dieser erste Schritt ist erforderlich, um mental die Ausgangssituation und die Körpersprache analysieren zu können. Sind Ihre Muskeln häufig tagsüber angespannt, vielleicht der Nacken oder die Lendenwirbelsäule? Haben Sie öfter Rückenschmerzen? Oder fühlen Sie sich allgemein wenig gelöst, locker, haben häufig kalte Hände, kalte Füße oder Ähnliches? Oder haben Sie häufig negative

Phantasien, also Ängste oder Gedankenzwänge, die sich häufig am Tage aufdrängen und Sie blockieren? Dieser erste Schritt zum Erfolg heißt: eine Bestandsaufnahme machen für die bisherige Ausgangsbasis Ihrer Körpersprache. Ihre negativen Verhaltensgewohnheiten müssen Ihnen erst einmal bewusst werden, bevor wir Gegenmaßnahmen einleiten können. Sie würden sonst beim Entspannen in einer Trance, die zu einem meditativen Gesamtzustand führen kann, störend auftreten. Indem wir wissen, was sie zu bedeuten haben, können wir sie besser akzeptieren, wenn sie in den ersten Wochen des Entspannens noch auftreten. Erst dann können wir uns zum zweiten Schritt vortasten, nämlich zu den Übungen, die mit der Körperwahrnehmung und mit einer konzentrativen Entspannung einhergehen können. Nur wer eine konzentrative Entspannung richtig erlernt hat, kann eine weiterführende meditative Entspannung bis hin zur Meditation, also einer völligen Tiefenentspannung erlernen.

Sind Sie motiviert, Entspannungsübungen auf der Seele- und Körperebene durchzuführen? Haben Sie einen angemessenen Grad von Selbstlenkung und Selbstbeherrschung und die konsequente Bereitschaft, sich täglich mindestens 10 bis 20 Minuten Zeit dafür zu nehmen? Kennen Sie Ihre entspannte Körperhaltung aufgrund der Analyse Ihrer körperlichen Wahrnehmungskanäle?

2. Schritt: die körperliche Ausgangslage-Atmung und Seele. Schlüssel zur meditativen Entspannung.
Alle Körperwahrnehmungen und psychosomatischen Zusammenhänge sind mit unserer Atmung eng verbunden. Es ist dabei völlig natürlich, dass sich innerhalb unseres Atemrhythmus teilweise völlig unbewusst die geistige

Verfassung wie auch körperliche Bedingungen widerspiegeln. Die Atmung ist also ein Spiegel unserer Körper-Seele-Einheit. Sind wir nervös und getrieben, atmen wir rasch und oberflächlich; sind wir unruhig und ängstlich, halten wir vielleicht den Atem an, sind erregter, atmen dann auch unregelmäßiger. Aus medizinischer Sicht ist eine gelöste, gut tuende und sinnvolle Atmung eher langsam, tief und rhythmisch und folgt dabei ihrem eigenen Grundrhythmus. Gesteuert wird die Atmung vom Hirnstamm (Atemzentrum mit Schrittmacherzellen, die Rückkopplung haben mit den äußeren Reizeinflüssen). Unsere Atmung spielt ebenfalls eine entscheidende Rolle bei allen sonstigen vegetativen Funktionsabläufen. Das bedeutet nichts anderes, als dass für jede körperliche Bewegung, jedoch auch für jede mentale und emotionale Ausgangslage entsprechende Veränderungen der Atmung auftreten. Wir atmen in bestimmten Atemmustern. Dies kann für eine meditative Entspannung hervorragend genutzt werden. Die Regulierung des Atmens geschieht meistens ohne unseren bewussten Einfluss. Leider erkennen viele Menschen die subtilen Wechselwirkungen zwischen Körper, Geist und Atmung erst dann zum ersten Mal, wenn sie erkranken. Unsere Atmung stellte jedoch in jeder Lebenssituation einen Spiegel dar, also auch in positiven Tagessituationen. In diesem zweiten Schritt zur Tiefenentspannung ist es wichtig, dass wir uns der Atmung bewusst werden, indem wir eine geistige Rückkopplung bei gleichzeitiger passiver gelöster Hinwendung auf die Atmung hin täglich eintrainieren.

Atemübung als meditative Entspannung und Körperwahrnehmung

Eine weitere vertiefte Atemübung möchte ich Ihnen vorstellen: Legen Sie sich auf eine bequeme Unterlage, vielleicht auf den Teppichboden oder in einen gemütlichen Sessel, schließen Sie die Augen, lassen Sie die Muskelanspannung der Arme und Beine einfach locker werden und achten Sie nun auf die Atmung. Sorgen Sie vorher dafür, dass sie keiner von außen stören kann. Ohne dass Sie aktiv in den Atemrhythmus eingreifen, spüren Sie das gleichmäßige Ein- und Ausatmen. Beim Ausatmen findet dabei eine natürliche Muskelentspannung der Brust statt, aber auch der sonstigen Muskelgruppen. Ohne dass Sie irgendetwas aktiv am eigenen Atemrhythmus verändern sollen, machen Sie etwa 14 Tage lang diese kleine Atemübung: Sie legen sich, wie oben beschrieben, in eine bequeme Körperhaltung und tun dann nichts anderes, als sich auf die gleichmäßigen Bewegungen des Atems zu konzentrieren. Versuchen Sie also nicht, langsamer oder schneller zu atmen, tiefer oder flacher. Konzentrieren Sie sich nur auf die Atmung. Schon allein nach drei bis fünf Minuten des täglichen Übens spüren Sie eine allgemeine Tiefenentspannung, wobei die meisten Menschen, ähnlich wie beim autogenen Training, eine Schwere in den Armen und Beinen empfinden und gleichzeitig eine bessere Durchwärmung spüren. Nach einigen Tagen wird die so genannte Brustatmung wie von selbst in die so genannte Bauchatmung übergehen. Bleiben Sie mit den Gedanken zwischen ein und vier Wochen einfach bei Ihrem Atemrhythmus und versuchen Sie nicht abzuschweifen in Phantasiebilder. Übrigens wurde auch immer schon beim

Zen-Buddhismus diese Atemtechnik zur Entspannungsverstärkung und Einleitung einer Trance genutzt. Die Einengung unseres Bewusstseins auf den eigenen Atemrhythmus hin vertieft eine allgemeine Entspannung, auch ohne dass wir versuchen, sie durch andere Möglichkeiten hervorzurufen. Ein harmonisches Gleichgewicht, gleichsam ein "Flow" von Körpervorgängen im Zusammenhang mit mentaler Energie stellt sich ein. Der Kopf wird dabei frei, weil wir nichts anderes denken müssen, taucht noch etwas auf, gehen wir einfach wieder zurück zum Atemrhythmus.

Merke:
Der erste Schritt ist immer eine Einengung der allgemeinen Aufmerksamkeit und Hinwendung auf den Atemrhythmus hin. Üben Sie einige Wochen diese Form der Körperwahrnehmung. Spüren Sie die Veränderung innerhalb sonstiger Wahrnehmungsebenen im Körper, also die allgemeine Ruhe, die Muskelentspannung, die Wärme usw.

3. Schritt: Änderung erleben und Kombinationen mit Rücknahme unseres Bewusstseins.
Entgegen anderen Techniken, bei denen Entspannung mit aktiven Phantasiereisen oder, wie beim luziden Träumen, mit leicht gelenkten Phantasiereisen einhergehen, bedeutet meditatives Entspannen nichts Aktives mehr. Völlige Gelöstheit, kein Gedankenzwang, keine Lenkung von innen heraus mehr. Der Geist soll also hier völlig geleert werden. In diesem dritten Schritt sollten Sie also immer dann, wenn störende Gedanken auftreten, diese wie durch eine offene Tür auf der Leinwand Ihres Bewusstseins verschwinden lassen. Sie können die Filme in Form von Gedanken, selbst wenn sie wie bei Phantasiereisen positiv auftauchen

sollten, verblassen lassen. Eine solche Art der Versenkung ist also ein Zustand erhöhter emotionaler Aufnahmefähigkeit, ein Zustand, der immer dann besser klappt, je öfter wir "völliges Loslassen" einüben. Dieser dritte Schritt ist einfacher gesagt als getan. Viele Menschen, und dies ist genauso wertvoll im Rahmen der Entspannung, bleiben auf dieser Stufe. Die dritte und vierte Stufe, die ich beschreibe, ist also nicht unbedingt eine bessere Stufe, sie ist nur für manche Menschen annehmbarer. Die vierte Stufe bedeutet nämlich die reine Meditation - der Schritt in die Leere.
Von der Trance über die Phantasie in einen tiefen Zustand der Ruhe und Gelassenheit zu gelangen ist für jeden möglich, der die Geduld aufbringt, die bisher beschriebenen Punkte konsequent zu praktizieren. Das weitere Stadium der völligen Leere, der völligen Regression ist auch in seiner Wirkung nicht etwa höher zu bewerten. Eine Trance bis hin zur Meditation ist ein Zustand, der nur dann zu erreichen ist, wenn wir nicht nur an uns selbst glauben, sondern uns auch so annehmen, wie wir zur Zeit in unserer gesamten Persönlichkeit dastehen. Denn das Urvertrauen in uns selbst vermittelt uns letztendlich die positive Struktur innerhalb der Meditation. Deshalb bedeutet unser körperlich-seelisches Gleichgewicht zwischen Anspannung und Entspannung, zwischen Zurückhalten und Loslassen, zwischen Verkrampfung und Entspannung durch eine Konzentration, durch eine Trance eine Regression (Zurückschreiten auf frühere Ebenen des Ursprungs der psychologischen Entwicklung, die Änderung hervorgebracht hat). So ist es auch verständlich, dass durch das bisher über Phantasiereisen und Traumbilder gesagte tatsächlich sehr tiefe und persönlichkeitsspezifische Inhalte aus unserem Bewusstsein heraufgespült werden, die einen Spiegel der bisherigen Presönlichkeitsentwicklung dar-

stellen. So hatte ich Ihnen erklärt, dass die Phantasie- und Traumbilder in unser Bewusstsein aufsteigen, aber auch wieder geleert werden können. Somit werden sie dann nicht gelöscht oder einfach verdrängt, sondern verarbeitet. Erst danach befinden wir uns in einer völligen Balance und können innerhalb unseres Lebensweges ein meditativer Mensch werden.

Merke:
Die Schritte zur Bewusstseinsänderung:
- Völliges Ausschalten innerer und äußerer Reize durch eine Entspannungstechnik
- Vertiefung des Zustandes körperlicher und mentaler Ausgeglichenheit
- Durchlaufen des Zustandes von Phantasie und Trance und Übergang in einen meditativen Zustand

Meditation ist also Grenzüberschreitung von Geist und Körper. Ähnlich dem Bogenschützen, der seine Aufmerksamkeit ganz auf das Ziel ausrichtet - ein Vorgang, bei dem sowohl bewusste als auch unbewusste Verarbeitungsebenen im Gehirn beteiligt sind -, ist bei der Meditation ein Zusammenspiel aller einzelnen Bewusstseinsebenen erforderlich, die jedoch gleichzeitig nicht aktiv abgerufen werden. Nur die lernbare Bewusstseinsveränderung verschafft dem Bogenschützen die geistige Konzentration, die dabei hilft, sich abzuschirmen und den Pfeil im richtigen Moment losschnellen zu lassen. Auch die Entspannung innerhalb der Meditation bedeutet dies: Im Augenblick des Hinübertretens in die Meditation ist das Ziel nicht mehr die Aktivität, sondern die völlige Passivität - der Schritt ins Leere. Wer könnte den schwierigen Begriff der Meditation besser

erklären als Ma Deva Pratito: "Zen-Meditation ist eine Erklärung weder des Lebens noch der Existenz. Zen ist Erfahrung, keine Erklärung. Zen ist keine Ideologie. " Auch ich glaube, dass dies nur ein Versuch ist, etwas eigentlich gar nicht Erklärbares darzustellen. Mit dem Verstand, mit den medizinischen Erklärungen und Deutungen können wir uns immer nur annähern. Andreas Elten beschreibt dies so: "Zen ist, genau wie die Raumzeit der modernen Physik, eine Dimension, die jenseits unseres Verstandes und unserer sinnlichen Wahrnehmung liegt. Diese Dimension erschließt sich nur dem Meditierenden, denn die Meditation ist die Kunst der Ausschaltung der Gedanken und der von allen Assoziationen und Projektionen befreiten, unmittelbaren Wahrnehmung. "
Aus meiner eigenen ärztlich-psychotherapeutischen Sicht und als Traumforscher denke ich, dass hier die Grenze des Verstehbaren erreicht ist. Sicherlich wird es nur wenige Menschen geben, die eine wirkliche Meditation ausführen können. Diese Menschen müssen nach meiner Auffassung sehr stabil sein und nicht etwa eine Problemlösung in der Meditation suchen. Zu kritisch sehe ich die Möglichkeit, die Grenzüberschreitungen von der Seele-Körper-Einheit beinhalten können, nämlich dass der Mensch die Bodenhaftung bzw. die Realitätseinschätzung verliert. Die Gefahr des Abdriftens in eine Innenwelt, womöglich in Psychosen und Realitätsverlust ist sicher bei vielen labilen Menschen gegeben. Auch glaube ich, dass die von mir geschilderten Entspannungstechniken ausreichend erscheinen, stabilisierend auf die Seele-Körper-Achse zu wirken. Es kommt dann nur ein typischer urmenschlicher Trieb hinzu, scheinbar tiefere Dimensionen erfahren zu wollen. Ich halte es aber für sehr viel wichtiger, das Kennenlernen der eigenen Grenzen und die Belastungsfähigkeit anzustreben, um

dann genau die Entspannungstechnik einzuüben und anzuwenden, die den persönlichen Ausgleich und die Optimierung der eigenen Psychosomatik erbringt.

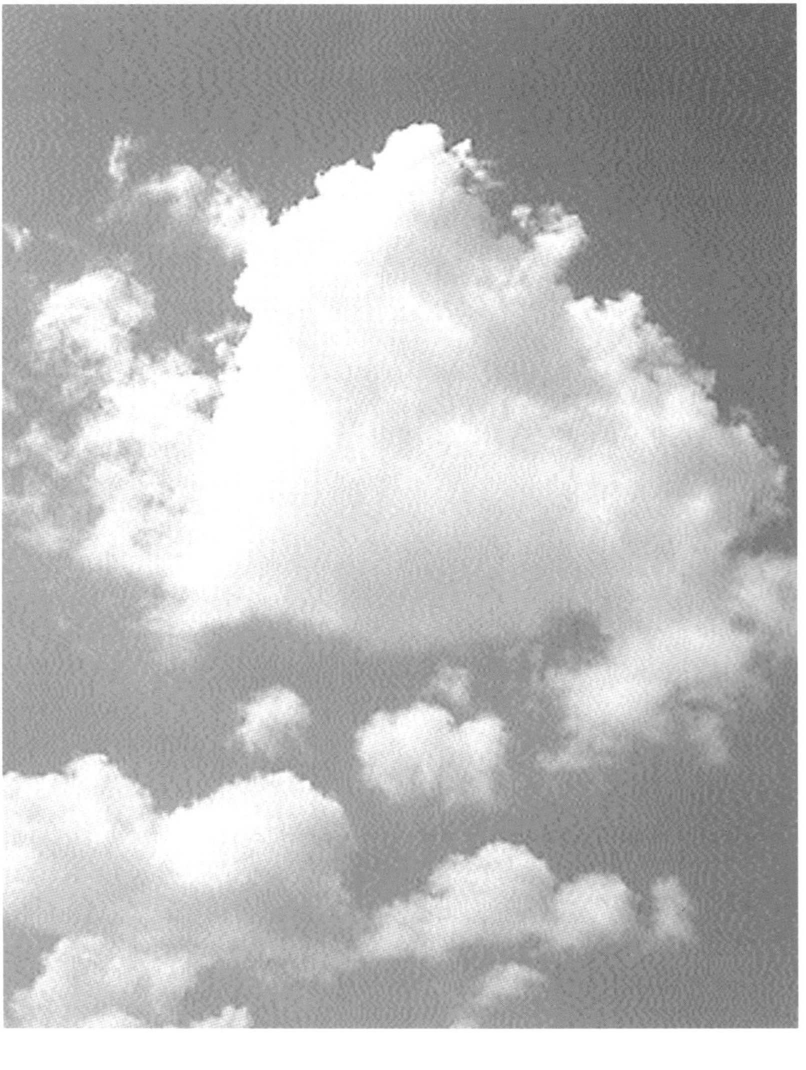

Schlussgedanken

Vielleicht haben Sie während meiner Ausführungen bemerkt, dass es nicht darum geht, auf Biegen und Brechen eine Entspannungsmethode in Ihr Leben einzuführen.
Und sicherlich haben Sie durch meine Erläuterungen verstanden, dass es nicht darum geht, nur einfach abzuschalten, sondern es geht darum, sich bewusst zu sein, warum und wie man abschaltet, um den inneren Seele-Körper-Akku aufzuladen. Es geht dabei auch um das richtige Finden Ihrer Grundhaltung, einer Wohlspannung.

Wenn Sie die kleinen Ratschläge oder eine der Entspannungsmethoden meines Buches beherzigen, haben Sie so etwas wie eine mentale Fitness für Ihr Berufs- und Privatleben herausbekommen. Erfolg in meinem Sinne bedeutet eine Steigerung der Lebensqualität, ohne jedoch verbissen zu sein, sich wohl fühlen zu müssen. Vielleicht haben Sie nun auch erkannt, dass Sie eigentlich nur das Lernpotential Ihres Gehirns besser ausschöpfen können, wenn Sie ihm ab und zu eine gezielte Ruhephase gönnen. Ruhen in meinem Sinne bedeutet dann nicht "nichts tun", sondern sich gezielt über Wahrnehmung von Körperfunktionen, die sich verändern können, wohl fühlen können. Sie lernen letztendlich darüber auch, Ihre eigenen Energien besser bzw. gezielter innerhalb des Tagesablaufes zu verteilen.

Sie haben ebenfalls gelernt, dass Entspannung nicht Schlaf bedeutet. Wenn auch der Körper bei den verschiedenen Verfahren tief entspannt ist, so ist der Geist dabei hellwach, er döst vielleicht ein wenig. Das Gehirn ist eben nur auf eine andere Weise für Sie aktiv. Es ist der Gegensatz von Anspannung und Entspannung, der erforderlich ist, um eine ideale Wohlspannung zu erreichen, um erfolgreich und in Harmonie leben zu können. Nutzen Sie also Ihre grauen Zellen einfach einmal bewusster. Der Schlüssel zum Erfolg liegt bei Ihnen. Wer täglich einige Minuten für sich investiert lebt gesünder und zufriedener. Lassen Sie es für sich Wirklichkeit werden: Carpe diem - Pflücke den Tag!

Dr. med. Christoph Schenk
im Frühjahr 2006

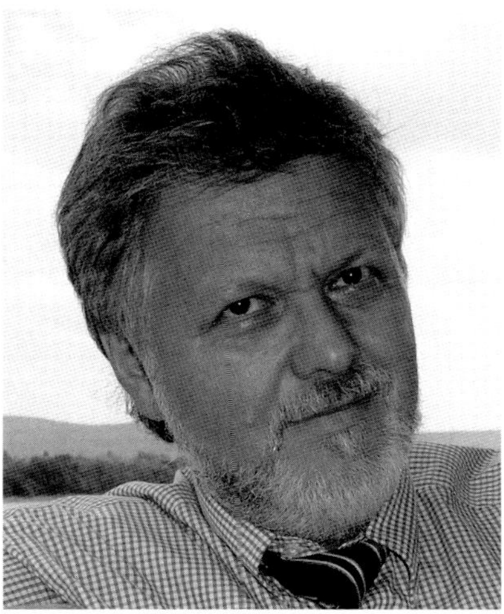

Erst die Möglichkeit, einen Traum zu verwirklichen, macht unser Leben lebenswert.

(Paulo Coelho)

CD-Vorschläge zum Thema: Loslassen

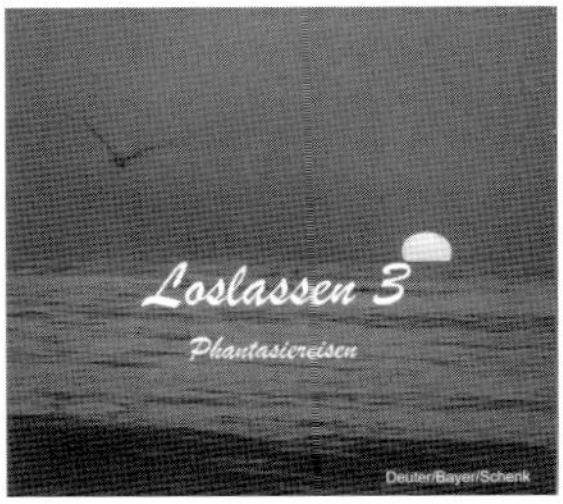

Die CD "Loslassen 3" enthält neben wunderbarer Musik von Deuter auch sehr schöne Phantasiereisen von Dr. med. Christoph Schenk. Die Musik und die Phantasiereisen sind zum Entspannen und auch zum Einschlafen besonders gut geeignet.

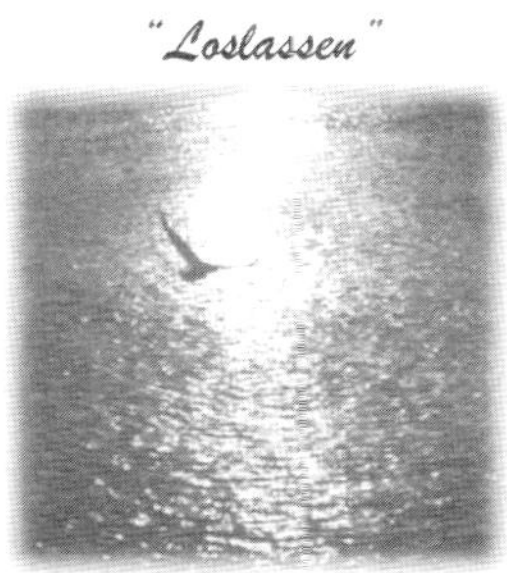

Auf der Doppel-CD finden Sie die medizinisch wirkungsvollen und einfach zu erlernenden Entspannungsmethoden als Information zu den Übungen sowie die gesprochenen Übungsformeln:
Die Muskelentspannungstechnik nach Jakobsen und das autogene Training jeweils spezifisch für Kinder und Erwachsene in kurzer und ausführlicher Übungsanleitung.
Oberstufenübende können am besten zu den klassischen Naturgeräuschen in Trance gehen, oder lassen die Musik auf sich wirken, um den Alltag für kurze Zeit zu vergessen, um Kraft und Erholung zu schöpfen!

Weitere Bücher oder CDs von Dr. med. Christoph Schenk erhalten Sie im Fachhandel oder direkt im Shop unter www.schlafmedizin.de!